剑胆琴心

博采众方

黄汉源

协和名医
说乳腺健康

黄汉源◎著

中国妇女杂志社策划

中国妇女出版社

图书在版编目（CIP）数据

协和名医说乳腺健康 / 黄汉源著 . -- 北京 ：中国妇女出版社，2021.12（2023.3 重印）
ISBN 978-7-5127-2049-7

Ⅰ.①协…　Ⅱ.①黄…　Ⅲ.①乳房疾病 - 防治 - 通俗读物　Ⅳ.①R655.8-49

中国版本图书馆CIP数据核字（2021）第207753号

协和名医说乳腺健康

作　　者：黄汉源　著
选题策划：中国妇女杂志社
责任编辑：王海峰
封面设计：尚世视觉
责任印制：王卫东
出版发行：中国妇女出版社
地　　址：北京市东城区史家胡同甲24号　　邮政编码：100010
电　　话：（010）65133160（发行部）　　65133161（邮购）
网　　址：www.womenbooks.cn
法律顾问：北京市道可特律师事务所
经　　销：各地新华书店
印　　刷：三河市祥达印刷包装有限公司
开　　本：150×215　1/16
印　　张：14.5
字　　数：110千字
版　　次：2021年12月第1版
印　　次：2023年3月第8次
书　　号：ISBN 978-7-5127-2049-7
定　　价：59.80元

行医济世六十载　大爱无疆天地间

——北京协和医院乳腺外科教授黄汉源的行医故事

黄汉源小传

北京协和医院乳腺外科教授。北京乳腺病防治学会专家顾问委员会委员。北京当代医院终身名誉院长。享受国务院政府特殊津贴。

1932年出生于新加坡。1959年毕业于大连医学院医疗系，同年进入北京协和医院从事外科工作。1984年开始从事乳腺疾病治疗与研究工作，完成过上万例乳腺癌手术，正确诊断率高达98%，曾创下50分钟之内完成乳腺癌根治手术的纪录。1986年在澳大利亚西澳大学医学院进修，获"荣誉研

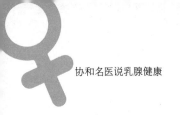

究员"称号。1993年起，因在乳腺外科领域做出杰出成就，开始享受"国务院政府特殊津贴"。2016年1月，获得"北京协和医院杰出贡献奖"。

意气风发的求学时代

看到黄老这些成就和头衔，很多人会感叹，人生精彩得意莫过于此，但这些光环和荣耀在黄老看来都是云淡风轻。作为国内乳腺外科顶尖专家，年近90岁高龄的黄老依然坚守在手术台上。他用手中的柳叶刀，救治了无数需要帮助的女性患者。他说："我希望自己能够穷尽一生的才华和精力，去帮助那些乳腺疾病患者，帮助她们摆脱疾病的折磨，回归健康，重获自信。这是我毕生的追求。"

年轻时候的黄汉源，勤奋好学，意气风发，可谓"有颜有才"。大凡有作为的人，无一不与勤奋有着难解难分的缘分。黄汉源教授在自己的青春岁月十分刻苦，为自己钟爱的医学事业孜孜追求。黄教授在大连医学院读书时，每天的课余时间几乎都是在图书馆度过的；每逢周末还会揣着馒头、带着水杯去山上看书，有时一看就是一整天，直到太阳下山才回家。

功夫不负有心人，五年的学习生涯，黄老的专业成绩一直保持在全年级第一名。此后，他以优异成绩进入北京协和医院工作。

在北京协和医院致力于乳腺癌早期诊断的探索和研究

黄教授说："我这一生最大的满足就是看到饱受折磨的患者'完美'地康复，这也是我一心致力于乳腺疾病研究和临床治疗的初衷。"

1984年，黄汉源教授开始从事乳腺疾病治疗与研究工作。他潜心于乳腺癌早期诊断的探索和研究，在国内较早建立乳腺癌胞浆甾体激素受体测定实验室，为乳腺癌内分泌治疗打下了基础。他对晚期乳腺癌的内分泌治疗也有深入研究，改变了传统的手术步骤，创下在50分钟内完成乳腺癌根治手术的纪录。

多年的临床经验和专业积累让黄汉源教授的医技日趋精湛。他完成过上万例乳腺癌手术，正确诊断率高达98%。他还曾在临床上未用任何其他诊断手段的情况下，仅靠手诊确认过直径仅0.7cm的早期乳腺癌，由此得一绰号"黄一摸"，且被广泛传播。但黄教授对此并不接受，他说："医

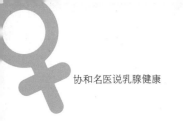
生是检查，不是'摸'。医生的职业神圣而伟大，而女性的乳房对女人来说，不仅仅是一个器官，更是女性幸福的所在。"

在一次媒体分享会上，一位患者远道而来，对黄教授鞠躬致谢："正因为当初听取了您的建议，我多活了24年，而且我坚信自己以后的人生道路会更长、更精彩。"黄教授说，每当看到这样的场景，他都感觉无比幸福。

退休后打响阻击慢性乳腺炎的攻坚战

"目前，医学界对乳腺癌的研究较为重视，紧缺的公立医疗资源也会向乳腺癌病人倾斜，所以我最担心的不是乳腺癌患者，而是浆细胞性乳腺炎和肉芽肿性乳腺炎患者。"黄教授这样说。

由此，退休后的黄汉源教授并没有停止为乳腺医学事业奋斗的步伐，而是投身到了对乳腺慢性疾病的研究与治疗中。近20年来，他潜心研究浆细胞性乳腺炎和肉芽肿性乳腺炎，开展以手术为主的治疗模式，术后复发率远远低于国际最低水平。

浆细胞性乳腺炎属于瘤样病变，容易被误诊为乳腺癌，误诊率高达80%。而肉芽肿性乳腺炎是新病种，很多医生甚至都不认识，误诊率更高。对于肉芽肿性乳腺炎，肿块没红肿之前常被怀疑为乳腺癌，破溃后易被误诊为乳房结核。又因治疗困难且复发率高达30%，肉芽肿性乳腺炎即使得到正确诊断，很多医生也不是很愿意收治这样的病人。易被误诊误治或者不被收治，使这类疾病的患者的痛苦不亚于乳腺癌患者。"因此，我迫切希望自己在有生之年，能填补这类疾病治疗的空白，以让这些患者不被误诊且有地方能治。"

黄教授说，乳腺外科与普通外科不一样，乳房有其特殊性，其美观和功能对于女性和家庭至关重要，所以不能对乳房随便动刀。近年来，他将皮瓣转移术应用于浆细胞性乳腺炎和肉芽肿性乳腺炎的临床治疗中，追求手术与整形的一体化。皮瓣转移术在整形外科、矫形外科中常用于修复创面，修复器官缺损，如耳、鼻等器官的缺损。将皮瓣转移技术应用于浆细胞性乳腺炎的治疗，使许多病变严重原本不能保留乳房的患者得以免除乳房切除术。黄教授近10年做了近2000例这样的手术，使患者的乳房都得以"完美"地保留。

黄教授工作之余笔耕不倦，在国内外发表数篇论文。《100例非哺乳期乳腺炎的外科治疗》《浆细胞性乳腺炎

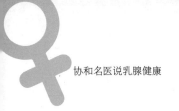

外科治疗进展：整形外科技术的应用》等论文都得到了广泛关注。

立志成为世界年纪最长的外科医生

黄教授说："我的头脑依然很清晰，我的身体依然很健康。只要患者需要我，即使90岁了，我也会继续坚守在手术台上。我的目标是让健康不要遗漏任何一个女性。"

现在，年近90岁的黄汉源教授，依然手不抖、眼不花，依然奋战在医学前线。他说这得益于自己长期坚持不懈的锻炼，他每天坚持游泳500米。

黄教授说，外科医生最好的时光其实是50岁以后。因为此时外科医生的手才是最好用的，多年的临床治疗也积累了足够的手术经验。他说："我希望自己成为世界最年长外科医生！"

目　录

第4讲　警惕"不死的癌症"——浆细胞性乳腺炎

第5讲　这种乳腺炎，容易被误诊成乳腺癌

第6讲　请科学催乳、丰胸

第7讲　丰胸针可能危害身体健康

第8讲　不痛不痒的肿块有可能是癌

第15讲　乳房出现"小酒窝"时要小心

第16讲　乳腺癌会遗传吗

第1讲

乳房疼痛
并不意味着得了乳腺癌

门诊故事1："我的乳房经常痛，难道是得了癌？"

　　时不时地，蒋延左侧的乳房就会疼痛，她感觉自己的乳房像个"晴雨表"，一到例假期间，就像充了气似的丰盈起来，并伴有胀痛，且不能触碰，一碰就痛得要命。刚开始，蒋延并没当回事，因为她一向身体很好。可是当这种情况发生得越来越频繁，她不由得会往"坏处"想——我不会是和歌手姚贝娜一样得了乳腺癌吧！她是姚贝娜的粉丝，当姚贝娜被乳腺癌夺去生命的时候，她

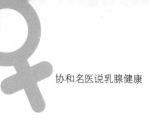

难过了很久。"可能姚贝娜最开始也是这样的吧，疼痛、怀疑、被确诊……"蒋延想象着偶像的患病历程。

疼痛感时轻时重，蒋延有时甚至觉得右侧的乳房也开始有疼痛感。她用从网上学来的方法进行乳房自查，想看看自己有没有肿块，感觉好像有一些肿块。这让她把心提到了嗓子眼儿，这会不会是早期癌症呢？自从怀疑自己得了乳腺癌的那一刻开始，蒋延的生活就被乌云罩住了，透不进一丝阳光来。

蒋延经常在网上搜索、阅读"乳房疼痛""乳腺癌""乳房肿瘤"等相关内容。越看这些东西，她越觉得身体不对劲儿，疼痛蔓延，"连胳肢窝都觉得疼"，"四肢乏力，整个人像泄了气一样"。她不知道这是疾病导致的，还是连日来的焦虑让她的状态如此差。她甚至还会想：会不会是癌细胞已经扩散了？我真的有这么倒霉吗？大脑里每天不能自控地盘旋着这些东西，让她对任何事都提不起精神来，她觉得自己已经有了抑郁的倾向。

　　蒋延来到我的诊室时，问我："黄教授，我的乳房经常疼，会不会是得了癌？"从她的声音里，我能听出她的担心与害怕。

乳腺癌早期一般不痛

　　乳腺癌很少通过疼痛确诊，多是通过触摸乳房确定有肿块并通过系列检查而确诊的。乳腺癌早期一般不会痛，多为乳房内无痛、单发、硬性小肿块，表面不平，质地坚硬，与周围组织分界不清。

经前乳房疼痛可能源于正常的乳腺增生

　　月经来潮前1～2周是排卵期，是女性体内雌激素分

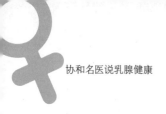

泌的高峰期。雌激素能促进乳腺导管的发育，并导致组织间水钠潴留。所以，月经前女性的乳房比平时要大一些，且常伴有胀痛感。同时，在雌激素大量分泌的基础上，孕激素的分泌量也会逐渐增加，将进一步促进乳腺的发育。乳腺由此会肿胀、变硬，摸上去有硬物感，轻压伴有疼痛。

排卵是为了怀孕做准备。如果卵子等不到精子，排卵后10天左右（此时经期开始）黄体就会开始退化，雌激素、孕激素水平会迅速降低，从而使乳腺停止发育，组织间的水分逐渐被吸收。胸部将恢复原来的样子，乳房胀痛的现象也随之消失。

然而，在月经来潮时，若雌激素水平仍然很高，以致经前乳腺增大的部分没有在经期复原、疼痛没有缓解，就可能导致临床上的乳腺增生的形成。不过，绝大多数人所患的都属于单纯性小叶增生，并无大碍。这时，尽管乳房会疼痛，但并未红肿，也未出现异常分泌物，因此并不意味着发生了乳房炎症和乳腺癌。尽管这时的乳腺增生也是以肿块形式出现，然而只是乳腺间质的良性增生，而不是恶性增生，所以不需要担心。

究竟哪些病会导致乳房疼痛

　　排除经期前后的情况，乳房疼痛肯定是不正常的，若长期无好转，要引起重视，应尽早去医院做相关检查，及早处理，以免病变。那么，乳房疼痛一般还可能是哪些疾病的临床表现呢？

一、乳腺炎性疼痛

　　一侧乳房局部红、肿、热、痛，同时伴体温升高，常是急性乳腺炎的表现。早期可用抗生素（如青霉素）、中药（如蒲公英）、热敷等消炎退肿。如发展至晚期有脓肿形成，则需切开引流排脓。

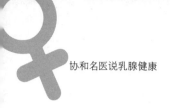

二、卵巢肿瘤性乳房痛

卵巢肿瘤可引发雌激素的大量分泌，刺激乳腺增生，最终引起乳房疼痛。

卵巢肿瘤病人中约有20%的人合并乳腺疾病，其中包括乳房疼痛甚至乳腺癌。所以对不明原因的乳房疼痛，应同步做妇科检查，明确有无卵巢肿瘤。

三、乳腺癌性疼痛

乳腺癌病人以乳房痛为初期症状者并不多，仅有6%的病人以乳房痛为唯一的早期表现，即仅有乳房痛而摸不到肿块。但随着病情的发展，患者会有不同程度的乳房隐痛、刺痛，且渐进性加重，并牵涉肩背部。乳腺癌晚期更是疼痛剧烈难忍，且进行性加重。

哺乳期的乳房疼痛可能源于急性乳腺炎

　　如果乳房疼痛发生在哺乳期，可能是急性乳腺炎导致的。在哺乳过程中，乳房充盈为正常现象，母亲会感觉到乳房发胀、发硬。及时排空后，乳房就变得柔软舒适了。乳腺炎是由乳房的过度充盈、肿胀发展而来的。各种原因造成的部分乳腺管阻塞不畅，可使乳汁淤积而使乳房形成局部的红、肿、热、痛。从外观上，可见皮肤紧绷，乳头发亮、发红。同时，乳腺组织中可摸到硬结，甚至可能有脓肿形成。另外，可伴有体温升高，有时甚至可达40℃，以致全身不适。急性乳腺炎多发生在产后1～2个月内，只要及时就医，多在1～2个月内痊愈。

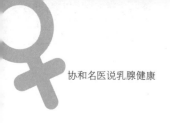

无须大惊小怪的三种乳房疼痛

一、乳腺增生导致的疼痛

通常，月经一来，乳房就开始疼；月经一走，疼痛就消失了。女性月经前的乳房疼痛不一定预示着发生了乳腺疾病，多数是正常的经前增生导致的，一般不需要临床治疗。

二、孕期乳房胀痛

在妊娠期出现的乳房胀痛，重者可持续整个孕期。这是由于胎盘、绒毛大量分泌雌激素、孕激素、催乳素，使乳腺增生、乳房增大所致。这也是为哺乳所做的准备工作，属正常生理现象。随着乳房的增大，要及时更换宽松的胸罩，不要束胸。如胀感突然停止，需立即到医院检查。

三、产后乳房胀痛

产后3天，双乳胀满、疼痛，出现硬结，甚至延及腋窝部的副乳腺，伴有低热，主要是由于乳腺淋巴潴留、静脉充盈、间质水肿以及乳腺管不畅所致。一般产后7天乳汁分泌顺畅后，痛感大多能消失。

乳房疼痛分为三度，定期检查很重要

女性乳房疼痛可分为三度，用手触摸感觉疼痛为一度，活动时感觉疼痛为二度，静止痛（即躺在床上也觉得疼痛）则为三度。一度疼痛通常无须处理；二度疼痛可以采用药物治疗；三度疼痛也称为重度疼痛，需尽快到医院治疗。周期性的乳房疼痛，往往不是疾病症状，但为了安全起见，最好还是去医院检查。对于35岁以下的女性，若有非周期性的乳房疼痛，应尽快去医院检查。

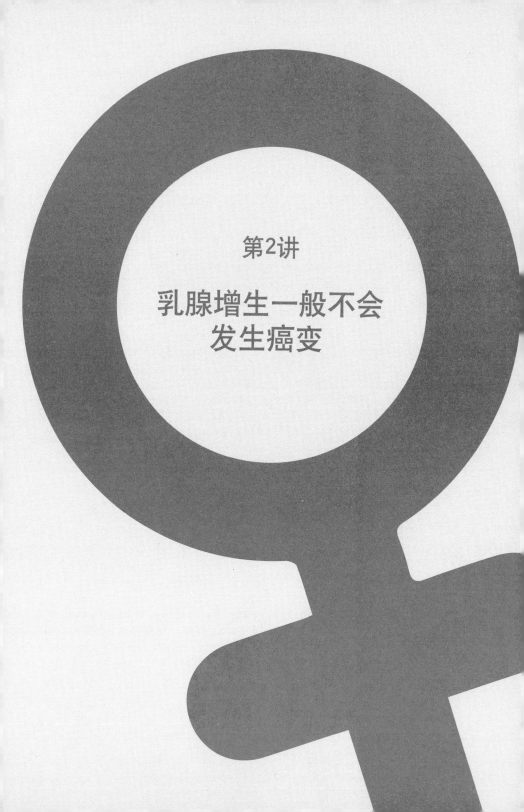

第2讲

乳腺增生一般不会
发生癌变

门诊故事2："乳腺增生会发生癌变吗？"

　　31岁的顾小雪结婚才1年，然而甜蜜的新婚生活总是短暂的，她很快就陷入了不知如何协调家庭和事业的迷茫中。小雪原本已和丈夫商量好准备要个孩子，可是她要经常加班、冲业绩。因为工作压力太大，她一直没怀上，反而发现乳房里有了肿块。

　　小雪赶紧去当地的市级医院做了彩超。医生说，她没事，只是有乳腺增生而已；等经期过后，注意休息，

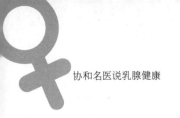
增生慢慢就会变小。然而两周后，小雪发现肿块丝毫没有变化，她开始起了疑心："莫非上次的诊断是错误的？"于是，小雪赶紧又去了另一家医院。经检查，她乳房里的肿块直径有1厘米多。医生说，肿块虽然是良性的，但为了避免发生癌变，建议手术……

接下来的几天，小雪一直郁郁寡欢，工作上心不在焉；回到家，总是因为一点儿小事就和丈夫大动干戈。冷静下来后，她预约了我的门诊号，请了假，来北京想让我看看她到底要不要手术，也想弄清楚这个病到底会不会发生癌变。

我问了问她的基本情况，看了她带来的B超检查结果，并做了手诊。然后，我一边在病例本上记录，一边说："肿块很软，不用手术。"

小雪下意识地问了一句："会不会发生癌变？"

我告诉她："没事的，大部分的乳腺增生、肿块都属良性。乳腺增生、良性肿块通常不会发生癌变。只有乳腺管上皮细胞出现中重度不典型增生，才有可能发生癌变，但这种情况发生的概率不超过5%。你定期检查就可以了。"

接着，我又说："先吃药调理吧。我治疗的原则是：不到做手术的程度就不做手术，不要过度治疗！先服汤药看看，用药后很多乳腺肿块能得到有效抑制，会变软，甚至变小，不需要手术切除。"

小雪频频点头。她临走时，我叮嘱她："吃药后看效果，3个月后来复查一次。"

正如我所料，3个月后的复查显示，小雪的肿块没有变大，而且变软了。另外，不重压的情况下，她感觉不到疼痛了。我建议小雪继续服药观察。

小雪感激地对我说："还好当时找到您，要不我就要白挨一刀了。"

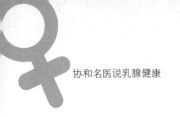
乳腺增生发生癌变的概率很小

这里，我给大家吃一颗定心丸，乳腺增生发生癌变的概率非常小。乳腺细胞发生癌变的过程也不必然会经过乳腺增生这个阶段。所以，请每一个被诊断有"乳腺增生"的患者放心。

医学界将乳腺增生分为两类，一类为生理性增生，一类为癌前增生。癌前增生一般发生在40岁以上的女性身上，除了表现为周期性疼痛或胀痛，还可能表现为乳头有深棕色或血性溢液。多数的乳腺增生是生理性增生，增生细胞往往发展到一定程度就不再继续发展了。

乳腺增生与乳腺癌两者均与雌激素水平过高、精神状况、婚育、哺乳等因素有关。也即，乳腺增生的发病危险因素也是乳腺癌的发病危险因素，这两种疾病在发病机制上有相似之处。所以，患有乳腺增生，不能听之任之，要定期复查、按时体检。

乳房是一个情绪器官

乳腺增生是育龄期女性一种常见的良性疾病，多数是一种生理现象。就像女性的子宫内膜在每个月月经前都会出现增生，之后随着月经的到来会得到缓解一样，乳腺也会在经前1～2周出现增生，一般表现为双侧乳房弥漫性的酸痛或沉重感，可能放射到上臂或腋下，也可能有一侧乳房比另一侧乳房严重的情况。这些症状将随月经来潮而有不同程度的缓解。除了受激素影响，乳腺增生还与精神、婚育、哺乳、饮食、环境、生活习惯和遗传等因素有关。

在中医上，乳腺增生称为"乳癖"，由长期心情不畅、肝气郁结、气血运行不畅而致。西医研究也证实，乳房是一个情绪器官，情绪不好会抑制卵巢的排卵功能，导致体内孕激素减少、雌激素增高，最终可导致乳腺增生。所以，保持好心情很重要！通过有效的

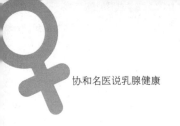

心理疏导缓解焦虑和压力，是女性朋友要格外重视的事。现在，社会节奏快，生活压力大，更要学会做一个快乐的人。

并非所有乳腺增生都会疼痛

在门诊中，有一部分乳腺增生病人的主诉是乳房内长了"肿块"，而不是乳房疼痛。

无痛性的乳腺小叶增生症，由于没有乳房周期性疼痛的症状，病人很少去医院就医，因而得不到正规、及时的治疗。

因此，无痛性乳腺增生性病变比周期性出现乳房疼痛的典型乳腺小叶增生症，对健康的危害更大。为了尽早发现无痛性病变，要学会乳房自查，并要定期进行乳腺普查，以及时发现问题。

掌握乳房自查的方法很有必要

最简单的乳房自查方法是，左手叉腰，用右手食指和中指指腹按顺时针方向检查左侧乳房。手指指腹要与乳腺皮肤平行，轻轻地触按即可，千万不能用手指挤、捏，更不能用力抓，以免将乳腺组织误认为肿块。然后，右手叉腰，用左手食指和中指指腹检查右侧乳房。一旦发现有肿块要及时去看医生。最好每月自己检查一次，一般月经后的7～10天是检查乳房的最佳时间。此时，雌激素对乳腺的影响最小，乳腺处于相对静止状态，乳腺的病变或异常容易被发现。

乳房是女人的第二性器官

众所周知，乳房是女人的第二性器官。性生活中，乳房会发生一系列相应反应，如乳头勃起、乳房表面静

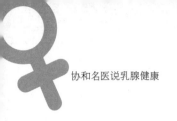

脉充血、乳房胀大等。这些反应对乳腺功能是一种非常好的调节。如果没有性生活，缺少这种生理性调节，乳腺会因为缺乏性刺激而长期处于抑制状态，从而容易诱发乳腺增生。当然，性生活过于频繁也不合适，可能会导致雌激素增多而孕激素相对减少，从而引发乳腺增生。所以，性和乳腺增生，找找它们的关联性，也许能找到预防乳腺增生的"金钥匙"。

适时婚育、哺乳可以预防乳腺增生

乳腺增生与婚育、哺乳紧密相关。若你患有乳腺增生，可能有人会告诉你："不用着急，待孩子出生、开始哺乳后，乳腺增生就会自然痊愈。"妊娠、哺乳是乳腺成熟的关键，是上天赐给女性的对乳腺功能进行生理调节的机制。如果不能适时婚育、哺乳，可能会对乳腺健康不利。据统计，38岁以上生第一胎且不哺乳的女性最易患乳腺增生。还有，流产也可能引发乳腺增生。女性怀孕后，胚胎绒毛会大量分泌雌激素和孕激素，从而刺激乳腺增生。若这时人工终止妊娠，增生的乳腺组织就不易萎缩，容易导致乳腺增生的发生。

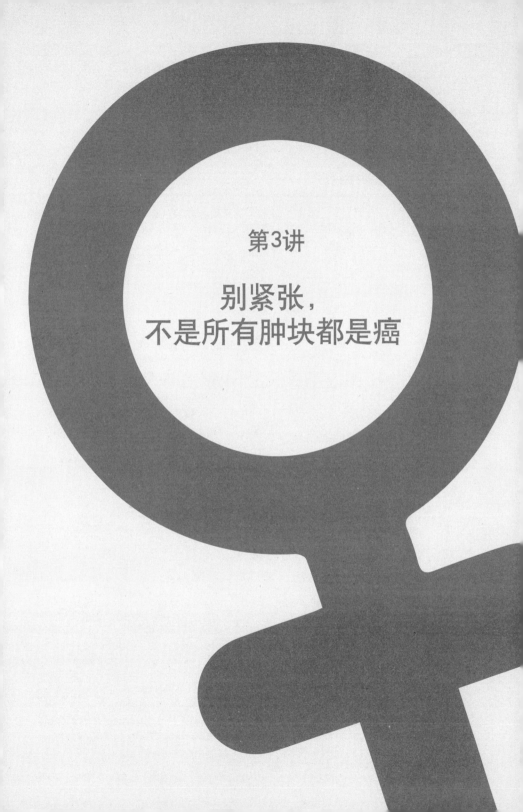

第3讲

别紧张，
不是所有肿块都是癌

门诊故事3："我发现乳房里有肿块，这会是癌吗？"

晓琳是一名大四学生，刚刚24岁，一年前在一次洗澡时，发现右乳内有一个蚕豆大小的肿块，用手去推，能推动肿块，但没有痛感。因为这个位置很敏感，她立即联想到乳腺癌，连忙上网查询。结果，网上的一些信息让她十分害怕，比如，肿块不痛是癌的可能性更大。她以为自己年纪轻轻就得了乳腺癌，不禁为此忧心忡忡。

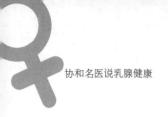

　　晓琳接下来的做法值得称赞。她在发现肿块的第二天就去了医院，虽然是顶着巨大的心理压力去的。她说发现肿块的当晚一夜无眠，想了很多，最坏的打算都做了，但她告诉自己"总是要面对的，逃避无济于事"。实际上，很多人在发现不明肿块后，往往会因为各种原因不在第一时间去医院，"以拖待变"，因而延误了治疗。

　　幸运的是，晓琳的检查结果证实她乳房内的肿块只是乳腺纤维瘤。半年前，晓琳在当地医院做了乳腺纤维瘤切除手术，一次性切除了3个瘤子。

　　可不幸的是，现在她又发现双侧乳房都长了多个硬块，靠乳晕周边分布。在妈妈的督促下，她挂了我的门诊号，从山西赶到北京来找我看病……

　　见到我，晓琳问的第一个问题就是："我还没结婚、还没哺乳，为什么乳房接二连三地生病？"

　　我问她最近是不是情绪不太好。

她点了点头。原来，她快毕业了，正在备考研究生，压力很大。另外，她父亲最近得了癌症，频繁住院。这让她心情很不好，变得越来越焦虑，经常失眠。最先让她感到身体有异样的是，每次月经前她都感觉两个乳房有特别强烈的胀痛感，稍微晃动一下就疼痛难忍。她不得不穿上包裹性更强的运动内衣来稳定、支撑乳房。待到月经来了之后，疼痛感才会慢慢消失。

我告诉她，很多年轻女性由于学业繁重、工作压力大，容易发生内分泌紊乱、免疫力下降，甚至可能患上轻中度焦虑症、抑郁症，随之而来的就是发生乳腺病变，轻则发生乳腺增生、结节，重则可能患上早期乳腺癌。多发性乳腺纤维瘤常见于18～35岁女性，发病年龄早是此病的特点之一。

我给晓琳开了影像检查单让她去做B超，以得到更准确的诊断。我告诉她，乳腺纤维瘤本来就是容易复发的，通常小的纤维腺瘤不用管它，大一点儿的可以用微

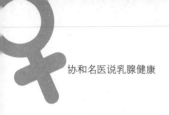

创手术解决，所以完全不用担心。

其实，不管是何种肿块，都有应对方法。一旦发现问题，要尽早去医院，让医生给你定定心。面对医生的建议，则要多一分信任。

肿块不一定是癌

不要一摸到肿块就慌了，应马上去看医生。肿块不一定是癌，以下几种情况也会出现肿块。

乳腺增生

前面我已说过，尽管它也是以肿块形式出现，不过它是乳腺间质的良性增生，而不是恶性增生。

囊肿

这种充满液体的肿块极少是乳腺癌的信号，通常会自行消失。

纤维腺瘤

年轻女性出现这种肿块十分普遍。它是腺上皮和纤维组织两种成分混合而成的良性肿瘤，边界光滑。小的肿块通常可以不去管它，大的肿块可以切除，所以不用太紧张。

浆细胞性乳腺炎和肉芽肿性乳腺炎

这两种情况初期出现的乳房肿块与乳腺癌十分相似，容易被误诊为乳腺癌。有炎症的肿块疼痛明显。

乳腺纤维腺瘤自述

你好，我是乳腺纤维腺瘤。

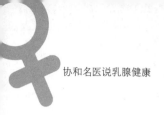

你发现拥有了我时，别害怕，这都只怪你太漂亮！我就爱年轻漂亮的姑娘。因为年轻，卵巢功能旺盛，你的雌激素水平可能过高。在高水平雌激素的长期刺激下，乳腺上皮组织和纤维组织可能发生过度增生、结构紊乱，这时我就乘虚而入了。不过，我不是特别恶毒的坏蛋，我只是腺上皮和纤维组织两种成分混合组成的良性肿瘤。

我一般生长在你乳房的外上象限，对！那个圆圆的或卵圆形的小胖妞就是我！我的直径往往为1cm～3cm。

我其实长得挺慢的，一年甚至几年都不怎么变化，也不会有什么让你觉得不舒服的症状。然而，当你怀了小宝宝或者开始哺乳时，我就会疯狂地生长。

尽管如此，美女们还是不喜欢我。我的"不请自来"，常常惹她们不高兴，她们总想通过手术"清理"掉我。可是，赶走我并不容易。因为爱你，我会走了又来，来了又走，而且清理我的手术会给美丽的乳房留下疤痕，难道你不怕吗……

不过，现有一个好消息——对我来说绝对是个坏消息。我听说有一个叫黄汉源的老教授，做这类手术很有一套，在清理掉我的同时能够很好地保留乳房外观。好多美女都去找他做手术了，我有点儿害怕了。

腺瘤一旦形成，只是用药不能让其消失

乳腺纤维腺瘤最有效的治疗方法是手术。腺瘤一旦形成，单纯依靠药物并不能让其消失，但这并不意味着一发现腺瘤就要立即手术。有些女性乳房伤痕累累，就是因为总担心纤维腺瘤会恶变，一发现就切，从而对身体造成了较大伤害！

对于是否需要手术，应严格把握手术时机并充分考

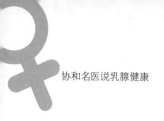
虑手术适应证。对于肿块较小且生长缓慢的患者，可以选择先观察一段时间，但要定期复查。如果肿块短时间内生长较快或出现了一些伴随症状，应立即手术。虽然此病发生恶变的概率几乎为零，但在妊娠、哺乳期肿块可能迅速变大，特别是乳腺区的肿块，从而可导致乳汁不畅或淤堵。

乳房长了"小水泡"，不必太担心

乳腺囊肿是充满液体的肿块，有点像小水泡，并不是肿瘤，所以不必太担心。乳腺囊肿多数是女性无意中自行摸到或在体检时被发现，多数没有疼痛感。

常见的乳腺囊肿有单纯性囊肿、复杂性囊肿等，产生的原因十分复杂。由工作压力、睡眠不佳、精神状况不好等引发的内分泌紊乱，可使乳腺导管上皮增生，管内细胞增多，导管延伸、迂曲、折叠。折叠处管壁若因缺血而发生坏死，输出导管就会堵塞、肿胀，然后在导管末端——小叶单位形成液体聚集，而形成乳腺囊肿。

　　单纯性囊肿恶变率很低，治疗相对较简单，直接穿刺抽液就行了，且治疗效果很好。大部分囊肿抽吸一次就可治愈，小部分囊肿需要抽吸2～3次。当然，如果乳腺囊肿很小，可以不治疗，定期复查即可。而复杂性囊肿，如含实性内容物的囊肿或者不典型的囊肿，则需要根据医生的建议进行穿刺或切除活检以便确诊。

病理确诊十分必要

　　尽管不是所有肿块都是癌，但是一旦发现肿块就不可掉以轻心。我的一位患者在一次体检中被查出一侧乳房中有较大硬块，且边界模糊。当时，B超医生告诉她，肿块是良性的，但最好做一个穿刺确定一下。之后，她并没有及时去医院做进一步检查，三个月后明显

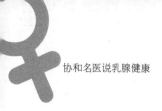

感觉肿块增大了，并伴有刺痛感。我在手诊后，又仔细看了她的B超报告，建议她做手术。影像学检查提示为良性的肿瘤，经手术活检后却被确诊为乳腺癌，这样的案例时有发生。医生单凭影像学检查很难对所有病例做出百分之百正确的判断，所以病理确诊十分必要。

40岁以上的女性，特别是绝经期及绝经后的女性的纤维腺瘤，发生恶变的危险性增高。患有乳腺囊性增生的患者如同时患有乳腺纤维腺瘤，亦会增加患乳腺癌的危险性。

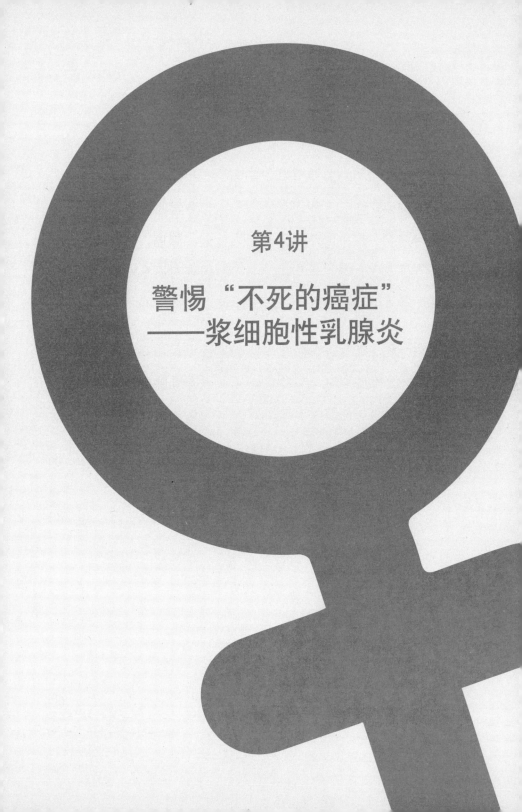

第4讲

警惕"不死的癌症"
——浆细胞性乳腺炎

门诊故事4："我已经过哺乳期很久了，怎么还会得乳腺炎？"

三年多以前，秦女士左侧乳房乳晕处出现了一个不明原因的肿块，红肿状，有疼痛感，用手可触摸到核桃大小的包块。她心中一惊，难道这是乳腺癌？她越想越害怕。经过一番检查后，她最终被诊断为患有"浆细胞性乳腺炎"。她松了一口气，但医生的话又让她难过起来："这种病没有癌症那么可怕。但你遇到的是一种非常难治的慢性乳腺炎，要赶快治。"后来，秦女士的

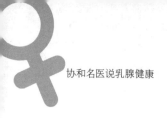

肿块很快破溃、化脓，经过两次排脓手术，仍然反复溃烂。更糟的是，脓肿还在"蔓延"。

和家人商量后，她来北京找我看病。我记得，她走进诊室时神情凝重，好像有一大堆的疑惑需要我解答。她说："我的孩子都十五六岁了，马上要中考。我已经过哺乳期这么多年了，怎么还会得乳腺炎？"

我跟她说："浆细胞性乳腺炎与妊娠和哺乳无关，也不是在哺乳期发病的。很多年龄在四五十岁的女性患者，症状更为明显。"

此时的秦女士情绪有些激动："我在当地治了大半年了，一直不见好转。大夫说实在不行就只能切乳房了，我实在不能接受！我以前换药、排脓时所受的苦就白受了吗？"秦女士目光殷切地望着我："黄老，我今天找到您就想知道这个病到底能不能治。如果您也说要切除整个乳房，那我就认了！"

　　我给她做了手诊，看了她带来的彩超结果，询问了患病历程后，又让她做了一系列检查，最后根据她的情况制定了手术方案："这是浆细胞性乳腺炎，没错！但你的主要病灶位于乳房中下限，所以我们考虑在这个范围入刀。单独病灶可以分开处理。我们只切病灶，不会让你失去整个乳房的！"

　　听到我这么说，秦女士情绪开始慢慢平复，但她还是有些顾虑："我们省医院的大夫说，即使选择手术也可能会有30%的复发率。您做的手术也有这么高的复发率吗？"

　　我向她解释："复发是因为病灶消除不干净导致的。过去20年我一直潜心研究这个难题，不断改进手术方法。目前，经过上千例浆乳的临床手术实践与研究，我完全可以保证术后复发率低于5%。"

　　就此，秦女士也彻底放心了，我安排她两天后手术。手术很顺利。现在，将近3年过去了，她此期间来

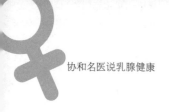

找我做过两次复查。结果显示一切正常，且疤痕越来越淡，乳房形状也恢复得不错。

慢性乳腺炎的诊断与治疗是一个难题

目前医学界对于乳腺癌的诊断与治疗，已经得心应手，但是对于慢性乳腺炎的诊断与治疗，还是乳腺外科最大的难题之一。非哺乳期乳腺炎（如浆细胞性乳腺炎、肉芽肿小叶性乳腺炎）的病因目前还不明确，很多学者认为这是一种自身免疫性疾病。

哺乳期乳腺炎发生在哺乳期，主要症状为乳房红、肿、热、痛，全身高热，基本由细菌感染所致，所以用抗生素治疗十分有效。然而，慢性乳腺炎抗细菌感染治疗无效，且病程长，容易复发，迁延不愈，让女性苦不堪言，被称为"不死的癌症"。

浆细胞性乳腺炎是一种慢性非细菌性炎症

浆细胞性乳腺炎，又叫导管扩张症，简称"浆乳"。浆乳是乳腺的一种慢性非细菌性炎症，并非由细菌感染所致，而是由于导管内的脂肪性物质堆积、外溢，继而引起导管周围的化学性刺激和免疫性反应，最终导致大量浆细胞浸润所致。正是因为上述原因，此病被称为浆细胞性乳腺炎。其特殊之处在于反复发作，破溃后会形成瘘道，可以继发细菌感染，长久不愈。

浆乳为什么会"缠"上你

经常有患者这样问我："为什么我会得这个病？"浆乳多发生于中老年女性，尤其是50～60岁的女性。此病发病突然、发展快，病人乳房会有严重疼痛。另外，此病常见乳头溢液，如多孔淡黄色浆液性液体或乳汁样

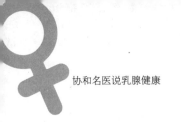
液体，乳头常有水肿、凹陷，一般无发热等全身症状。晚期脓肿破溃后会流出粉渣样脓汁，形成乳晕瘘管。此病一般会反复发作，久久不能痊愈。

此病发病与乳头发育不良有关，如乳头内翻、乳头分裂等。内翻的乳头容易成为藏污纳垢的地方，常有粉刺样东西，有时还会有异味。乳头畸形也必然造成导管的扭曲、变形，从而很容易堵塞。皮脂腺堵塞乳管，乳管内分泌物瘀滞、阻塞，容易发生感染，继而化脓，形成脓肿。发病初期，症状多在乳晕附近，同时伴有红、肿、热、痛。病灶慢慢扩散至周围后，肿块逐渐增大，直至破溃、流脓，甚至反复发作。

病情反反复复的浆乳

目前，在浆细胞性乳腺炎的治疗中，抗生素治疗、切开引流治疗均有效，但这两种方法也无法根治浆乳。

病人往往是康复一段时间后又会复发，如此反反复复。临床已经验证的最好的根治方法是通过手术将病变导管切除，达到一劳永逸的效果。

下面，我们分阶段看看浆细胞性乳腺炎的症状。

早期

发病突然，发展快。乳房局部疼痛不适，可触及肿块。肿块位于乳晕下或向某一象限伸展。肿块质硬，有韧性，表面呈结节样，界限不清，与胸壁无粘连。有的病人乳房皮肤有水肿，呈橘皮样。一般无发热等全身症状。

中期

乳头常有水肿，呈橘皮样。一般无发热等全身症状。乳头常有粉渣样物泌出，且有异味。少数病人伴乳头溢液，为血性或水样，还可伴患侧腋下淋巴结肿大。

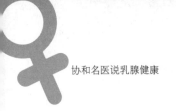

后期

反复发作，迁延不愈。

晚期

肿块发生软化，形成脓肿。脓肿破溃后会流出粉渣样脓汁，并会造成乳晕部瘘管，以致创口反复发作、渐成瘢痕，使乳头凹陷。

如何预防浆细胞性乳腺炎

第一，注意个人卫生很重要

特别是经期和产褥期，应注意保持乳头乳晕区的清洁，尽可能清除分泌物。要提醒广大女性朋友的是，尽量不要用香皂清洗乳房，因为香皂在不断使皮肤表面碱化的同时，会促进皮肤上碱性菌丛增生，使得乳房局部酸化变得困难。此外，用香皂清洗，同时洗去了可保护乳房局部皮肤的物质——油脂。可用清水或者质量好的沐浴露来清洗。

第二，避免戴过紧的文胸

合适的文胸首先是指尺码合适。尺码过大，起不到对乳房的承托作用，可致乳房悬韧带因重力作用被拉伸而无法复原。当然，尺码太小也不合适。当脱去文胸后，若发现胸部、背部有勒痕，说明文胸尺码过小。文胸太小会挤压乳房和乳头，甚至会导致乳头平坦或内陷。另外，文胸的布料要柔软、透气性能要好，最好不要戴化纤材料的文胸。

第三，提高自身免疫力

要多参加体育锻炼。体育运动不仅可以减压，而且有助保持体重，从而可减少内源性雌激素的生成，保护乳腺。要多进食富含维生素的新鲜蔬果。不要过量摄入

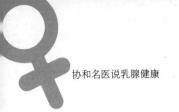
咖啡、可乐等刺激性饮料，这些饮料容易加重乳房的肿胀感。早睡早起有助于机体内环境平衡，促使各种激素协调作用，从而保护乳腺健康。

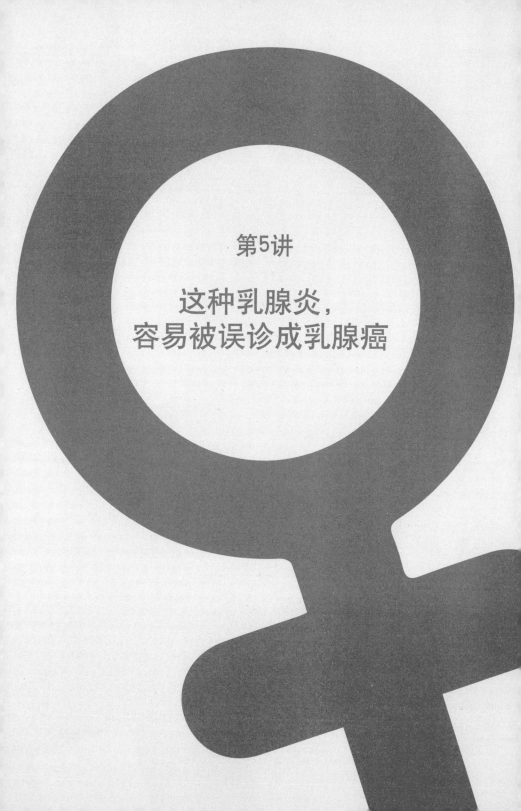

第5讲

这种乳腺炎，
容易被误诊成乳腺癌

门诊故事5："得了肉芽肿性小叶性乳腺炎，必须得全切乳房吗？"

王锐是一位活泼开朗的年轻妈妈，今年3月份于左乳发现包块，同时有发热、局部皮肤红肿等症状。就诊于当地某市级医院，做过乳腺彩超后，她被诊断为患有乳腺炎。医生给予头孢呋辛酯、血塞通静脉输液3天，然而效果一般，包块持续存在，虽然红肿略有减轻。之后，王锐自行口服乳块消颗粒、夏枯草膏、头孢呋辛酯半个月，发现包块缩小，局部有波动感。

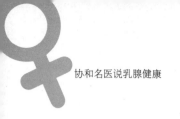

接着，王锐在当地市医院接受切开引流术，术后接受抗炎输液、换药等治疗一周，随即出院。在家恢复阶段，王锐发现乳房部反复有脓性渗出物，伤口不能愈合，为求进一步诊治，来到北京协和医院找我看病。

刚到医院时，王锐患处有液化现象。我诊断她患有"肉芽肿性小叶性乳腺炎"，建议她接受手术治疗，但要先排出积液等伤口愈合后才能接受手术。

我还清楚地记得，当时我跟她说："这是肉芽肿性小叶性乳腺炎，必须尽快手术。"

她用期待的眼光看着我："我有心理准备，我们当地的医生也说过，如果中药不管用、面积越烂越大，就只能全切……"

我跟她说："不用全切，我一样能治好你的病！"

肉芽肿性小叶性乳腺炎这种病确实很麻烦，病因不详、发病急而猛、病灶可遍布全乳，引流排脓后伤口不易愈合。然而，病情发展也是一步一步的。对王锐来讲，最初的激素、中药治疗可能不妥，一个错误接一个错误才导致最后的多处溃破，流汤滴水。

因为肉芽肿性小叶性乳腺炎是种"年轻的"现代病，有些医生对这种病不太了解，认为它只是一般的炎症，不需要手术。但等到脓肿溃烂面越来越大，就不得不手术了。既然要做手术，一定要保证彻底清除病灶。然而，病灶又不全是相连的，常常分散在几个方向，经验不丰富的医生，根本不懂怎么下刀，只能硬着头皮告诉患者要全切……

我在临床上见过太多饱受折磨的肉芽肿性小叶性乳腺炎患者，她们着实令人心痛。这些年我一直在潜心研究肉芽肿性小叶性乳腺炎，不断改进手术方法。我将整形外科常用的技术"皮瓣转移术"应用到手术中，使得许多病变广泛原本需做全乳房切除的患者得以保留乳房，大大降低了致残率，同时也使乳房在术后可保证外形上的美观。这种方法得到国内外专家的认可。许多患

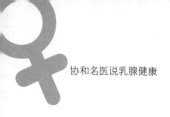

者经过1~2年的恢复，已经没有明显的疤痕。

我给王锐做了手术，不但彻底清除了病灶，而且还保住了她的乳房，而且还上提了下垂部位，纠正了她原先的乳头凹陷。当时，缝合完毕后，我拍了照片打算术后给她看。术后她的胸部被纱布紧紧地裹着，她看不到自己乳房的样子。她看到照片的一刹那，惊讶之余，低头流下了泪水……

我理解她的感受，每一个患有肉芽肿性小叶性乳腺炎的病人，尤其是曾错过最佳手术时机、反复出现溃烂的病人，都经历过一段永生难忘的"昏暗时光"。

容易被误诊为癌的乳腺炎

肉芽肿性小叶性乳腺炎发病早期所引发的乳房肿块，不管体征还是影像学检查结果都与乳腺癌包块十分相似，极易被误诊为乳腺癌。

1999年，我第一次遇到这样的病例。那个患者34岁，孩子2岁8个月。她的乳房不小心被孩子踢了一脚，3～5天后，几乎在一夜之间起了一个肿块，剧痛，接着开始发红。慢慢地，肿块撑破乳腺表皮，破溃流脓。此种状况反反复复，惨不忍睹。

这种发病情形，与乳腺癌十分相似，但是发病周期和乳腺癌不同。因此，凭借多年的临床经验，我判断这不是癌。病理检查也确实没有发现癌细胞。

为了研究这种疾病，我翻阅了很多国内外医学文献和临床资料，初步判断这种病是国内罕见的肉芽肿性小叶性乳腺炎。由于患者已经在当地尝试药物保守治疗且无效，我于是决定采用手术治疗。术后两周左右，患者痊愈。

肉芽肿性小叶性乳腺炎多发于有哺乳史的女性，大部分患者在断奶后两年左右时发病。诱发因素可有外力撞击，长期服用避孕药、抗抑郁药等。发病初期以肿块

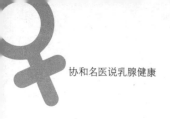

形式出现，可伴有刺痛感、乳头溢液等；后期出现皮肤局部发红、发热，肿块范围逐渐扩大，直至破溃流脓，严重者还可伴有下肢结节红斑、关节痛、干咳等全身反应。很多医生对此病缺乏认识，所以在一些技术薄弱的医院，此病前期易被误诊成乳腺结核或乳腺癌，中期易被当成炎性疾病接受消炎治疗，后期全乳皮肤多处溃烂时易被给予全乳切除。这都会给患者带来很大伤害。

肉芽肿性小叶性乳腺炎属于Ⅳ型变态反应性炎症，病起于大导管扩张，所以早期免疫抑制治疗有效；形成脓肿后药物治疗无济于事，可接受手术治疗。对于此病的手术治疗，只有将病变导管一并切除，同时清除乳腺腺体内的脓肿才能取得好的治疗效果。

请刀下保乳

肉芽肿性小叶性乳腺炎和浆细胞性乳腺炎一样要尽

早手术，不能只靠抗炎药或中药治疗。一旦病灶蔓延侵犯乳房各处造成千疮百孔，且伤口不能愈合，此时再选择手术必定影响术后乳房外观。做这种手术需要很大的耐心，要仔细探查病灶，发现其可能隐藏的任何位置，"斩草除根"。有的医生对于这种手术做得少，研究得也少，只能"出此下策"：全切。太可惜了！

请刀下保乳！手术成功的关键是翻转乳晕，彻底清除病灶，清洁所有创面，同时尽可能保持乳房外形的完美，而不是为了治病就将乳房"一切了之"。这些年我一直在潜心研究，不断改进手术手法，以尽可能降低复发率。目前，我基于两千多例浆乳和肉芽肿性小叶性乳腺炎的临床手术实践与研究，已能保证此病术后复发率低于5%。而整形外科技术"皮瓣转移术"的应用，使得许多病变广泛原本需做全乳房切除的患者得以保留乳房，大大降低了手术致残率。目前，我们使用的"真皮瓣乳晕成型术"，更是使手术切口越来越小，可保证乳房的美观。

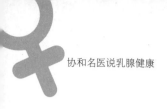

如何避免被误诊

提醒大家，不要摸到肿块就慌了，更不要在网上搜索症状"对号入座"。肿块不一定是癌！最好的方法就是尽快到正规医院及时就诊。就算被医生高度怀疑是乳腺癌，也不要绝望，要等待病理穿刺检查结果。

下面，我传授一些自查方法给广大女性朋友。

疼痛否

若乳房疼痛，80%不是乳腺癌。浆细胞性乳腺炎患者在发病初期会出现明显的乳房胀痛，但是疼痛可忍；肉芽肿性乳腺炎患者多数乳房剧痛难忍，只有少数隐痛或不痛。

肿块动不动

浆细胞性乳腺炎的肿块小，多是乳晕旁边的小脓肿。肉芽肿性乳腺炎初期会突发肿块，伴有疼痛，因影像学特征和癌类似，易被误诊为乳腺癌，但肿块常会突然变大，发病部位远离乳头，不与胸壁连接且往往可推动。乳腺癌晚期患者，肿块不易被推动。

溢液什么样

浆细胞性乳腺炎患者乳头溢液多为浆液性，呈黄色。肉芽肿性乳腺炎则多无溢液，但可挤压出黄色黏稠液体。乳腺癌患者的乳头溢液则多为血性分泌物。

有无淋巴结肿大

浆细胞性乳腺炎和肉芽肿性乳腺炎患者在发病早期均可出现同侧腋窝淋巴结肿大，伴疼痛，而乳腺癌的淋巴结转移在早期很少发现，并且质地硬、没有疼痛。

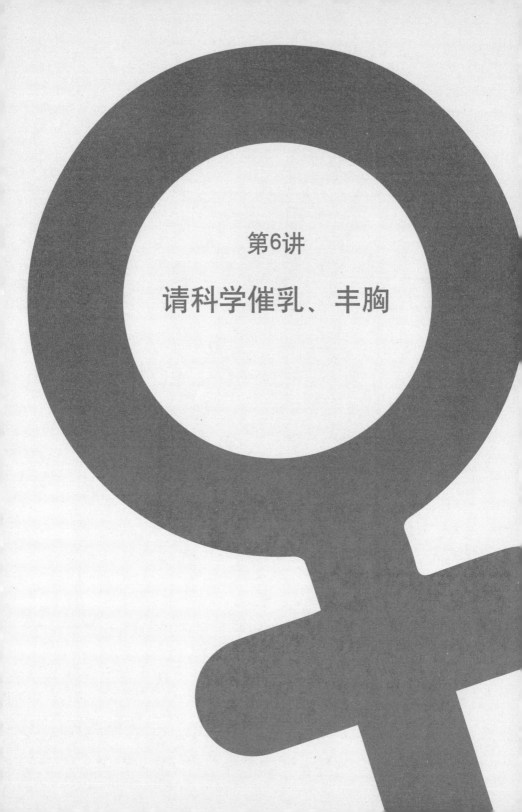

第6讲

请科学催乳、丰胸

门诊故事6："我是怎么得的肉芽肿性小叶性乳腺炎？"

在诊室里，董樱樱哭诉着几年来肉芽肿性小叶性乳腺炎对她的无尽折磨。她甚至都不知道诱因是什么。仿佛一夜之间，她右侧乳房突然出现了一个红红的大肿块。肿块很疼，并且疼痛迅速蔓延到了腋下。最后，她连胳膊都抬不起来，并伴随着长时间的低热、浑身无力……

这个突发状况让她万分惶恐，她担心自己得了乳腺

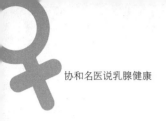

癌！她急忙去了医院，做了病理，最后被确诊患有肉芽肿性小叶性乳腺炎。这让她松了口气，但她没想到排除了乳腺癌，自己依然苦不堪言，"乳腺炎虽不致死，却太难缠"！

　　这些年，董樱樱活得很小心，尽可能保持健康的生活方式，一心想把自己藏在保护罩里，免受"肉芽肿"的折磨，可即便如此，却还是挡不住"肉芽肿"的伺机反攻。病灶的反复破溃让她痛不欲生。在她看来，乳房是女人的第二张脸，"脸"烂成这样，让她生不如死。

　　董樱樱一直都很疑惑，自己发病的时候，并不在哺乳期，为什么会患上乳腺炎？大家都知道，哺乳期的女性容易因乳汁淤积不畅而出现乳腺炎，但很少人知道，其实非哺乳期女性也可能发生乳腺炎。而且，慢性乳腺炎与乳腺结核、乳腺癌等疾病有一些相似之处，很容易被误诊、误治。

　　董樱樱自述曾在美容院做过胸部按摩护理，生孩子后也做过催乳护理。目前，肉芽肿性小叶性乳腺炎发病原因尚不清楚，但是外伤可能是肉芽肿性小叶性乳腺炎的一个诱因。我在临床上发现，多数患者都有过乳房外伤的经历。喂奶时被孩子踢伤、性生活时受了伤、做过胸部按摩护理……这些似乎都是导致肉芽肿性小叶性乳腺炎的原因。

乳房是女人全身最娇嫩的器官

女性全身上下乳房处的皮肤最薄！因此在哺乳、性爱中需时刻保护好乳房，避免外伤的发生。除此之外，要杜绝一切不正规的乳房保健，更不建议做按摩、火罐和刮痧治疗。乳房中的乳腺体分为15～25个腺叶，每个腺叶又分成若干个腺小叶，每个腺小叶又由10～100个腺泡组成。这就好像我们经常吃的橘子，虽然橘子是一个整体，但里面却包含十几瓣独立的橘瓣。这些"橘瓣"娇嫩无比，轻易碰不得。

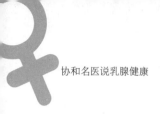

　　曾有一篇名为《被乳房按摩害惨的中国女人》的文章在网上被疯狂转载。在文中，作者打了一个形象的比喻，乳腺组织从乳头的一级导管到乳腺小叶各腺泡像是由很多串葡萄组合成的一个半球形器官，而不当的乳房按摩就好比是用一双有力的大手将"葡萄"一个个挤破，使得"葡萄汁"到处都是，不仅会招致疼痛，还可能引发炎症，导致脓肿。

按摩并不能丰胸

　　所谓的"按摩丰胸"，据说作用主要有两个，一是按摩能促进乳房腺体的发育，二是按摩可以将其他位置的脂肪转移到乳房。

　　一般来说，腺体的发育要经历两个高峰，一是青春期，二是哺乳期。胸部按摩并不能促进腺体的发育。

另外，转移脂肪之说更是无稽之谈。人体不是橡皮泥，搓一搓、揉一揉就能变形。想转移脂肪，只能通过手术进行，也就是我们常说的脂肪填充。按摩胸部可以丰胸并没有任何科学依据。

外伤是肉芽肿性小叶性乳腺炎发病的重要原因之一

虽然乳腺癌才是乳房健康的第一大杀手，可直接危及患者的生命，但被称为"不死的癌症"的肉芽肿性小叶性乳腺炎同样令患者苦不堪言。这种以乳腺小叶为中心的非干酪样坏死，且以肉芽肿为主要病理特征的慢性炎症性疾病，发病初期多是以乳房肿块形成的形式出现，之后逐渐化脓、破溃，浸润周围腺体组织，形成瘘管和窦道。因病情复杂、易反复，临床上很容易发生误诊误治。

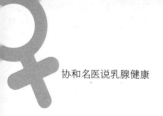

肉芽肿性小叶性乳腺炎是种"年轻的"现代病，因为它1972年才第一次被国外学者发现。1986年，我国对于此病的病理报告仅有8例。因此，此病一直被当作罕见病、疑难病。五六年前，国内对肉芽肿性小叶性乳腺炎的研究报告显示，肉芽肿性小叶性乳腺炎与乳腺癌的发病率比例为1∶25。也就是说，每出现25个乳腺癌患者，会出现1例肉芽肿性乳腺炎。而近两年，从网络搜索指数以及门诊量来看，这种病的发病率呈逐年上升趋势。

肉芽肿性小叶性乳腺炎虽然发病原因尚不清楚，但是诱因很明确。肉芽肿性小叶性乳腺炎的高发人群是经产妇，1~6岁婴幼儿的妈妈。这是因为此病跟乳汁淤积有关，同时与钝性外伤有关，例如小孩的无意撞击、用力的按摩、强力吸吮等。所以，若要对自己娇嫩的乳房有意施加外力时，要知晓这可能会对身体造成伤害。到底是乳房的大小重要还是它的健康重要呢？不言而喻！还有一些肉芽肿性乳腺炎是药源性的，如人工激素、抗抑郁症药、促排卵药、紧急避孕药等。所以，这些药物一定要遵医嘱服用。

宝宝才是最好的催乳师

有些产妇一碰到奶少就着急，立马求助催乳师。而催乳从业人员的技术水平千差万别，导致事故频发。近几年，急性乳腺炎有所增加，与催乳不当不无关系。慢性乳腺炎也越来越多。实际上，只要掌握正确的哺乳知识，保证喂哺姿势正确，膳食合理，与宝宝多接触，让宝宝不停吸吮，淤积的乳汁就会变得通畅。其实，宝宝才是最好的催乳师。新生儿尽早吸吮妈妈乳房，是"催乳"的第一步。妈妈与宝宝之间的情感交流、身体接触尤为重要。喂奶次数越多，母体分泌乳汁越多。而且宝宝吮吸的力量较大，正好可以按摩乳晕。一些妈妈往往因为害怕疼痛，不愿让宝宝吮吸，而这必然造成甚至加重乳汁不足或排乳不畅。所以，加强与宝宝的亲密接触、保证哺乳次数才是最佳的催乳方式。

产妇在遇到乳汁淤堵问题时，最好还是到医院的乳腺科找医生诊断。没有人比乳腺科医生更专业，更了解乳腺相关问题。

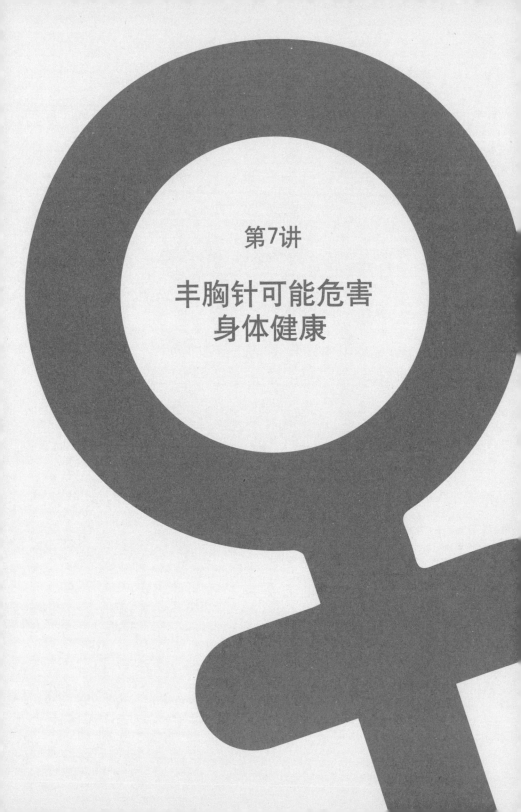

第7讲

丰胸针可能危害
身体健康

门诊故事7："我的乳腺癌和丰胸有关系吗？"

　　44岁的张女士，这几年因为来自乳房的病痛痛苦不堪。她的乳房不同于常人，曾在18年前注射过奥美定。4年前的一天，她感觉胸部又胀又痛，并且可摸到肿块，随后在某私营整形医院接受过一次取出注射物的手术。今年，她发现右侧乳头开始溃烂，很快被确诊为乳腺癌晚期。

　　奥美定是一种名为聚丙烯酰胺水凝胶的液体，于

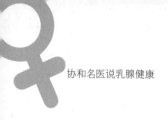

1998年前后被广泛应用于隆胸等医疗美容项目。这种隆胸方式具有无痛无痕、半小时即可见效等特点，曾风靡全国。我国约有30多万女性接受过这种隆胸方式。

奥美定像透明的果冻，没有固定形状，会到处流动，可流到两胸之间，甚至可流到背部、腰间、腋窝等处。很多注射了奥美定的患者都陆续出现过胀痛、移位、变形、感染、溃烂等可怕症状。后来，世界卫生组织将奥美定列为可疑致癌物之一。我国于2006年全面停止奥美定的生产、销售和使用。

虽然不能完全断定张女士的乳腺癌就是奥美定所致，但是奥美定降解物会危害神经系统，损害肾脏，破坏人体正常的生命循环系统，已是事实。张女士的教训告诉我们，那些注射了奥美定的患者一定要尽早取出，不要让这个"定时炸弹"危害到自己的生命健康。

下面，我们详细谈谈丰胸那些事。

丰胸针真的有用吗

尽管奥美定被叫停了，但丰胸针屡禁不止。打丰胸针就是往胸部注射硅胶以使胸部变大，要慎重选择！有些美容机构并没有手术资质，使用的医疗器械以及填充进身体内的硅胶的质量也无法保证。

健康的乳房才是美的

这些年，美体内衣盛行，很多商家更是大肆宣传"乳沟就像时间，挤挤就有"。

可是，你听说过"胸罩综合征"吗？这种病的主要表现是女性肩背部肌肉不同程度地老化，通过X线检查可见颈椎肥大性改变，病因是长时间穿戴窄带式内衣或者内衣过紧。特别希望大家知道，大小并不是衡量乳房

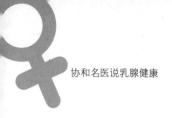
美的标准。要认可自己的身体情况，接受它的状态。切记，健康的乳房才是美的！

吃木瓜、喝豆浆真的能够丰胸吗

　　吃木瓜能够丰胸大概是流传最广的一个说法了，但是很遗憾，吃木瓜并没有丰胸效果。我们都知道，影响乳房丰满程度的因素有两个，一个是脂肪，一个是雌性激素。吃木瓜能够丰胸的理论依据是木瓜中含有丰富的木瓜酶，但进入体内的酶很快就会被胃蛋白酶分解掉，不会起到任何丰胸作用。

　　还有一些女性认为，大豆里面有雌激素，多喝豆浆能丰胸。虽然胸部的大小和丰满程度确与雌激素有关，豆浆中也含有少量的植物性雌激素，但这种雌激素与人体自然分泌的雌激素是不同的，因此喝豆浆能否丰胸并不能确定。

一些影响乳房美观的问题

一、乳头内陷

正常的乳头应该是凸出来的，乳头内陷则是乳头向内凹陷。乳头内陷主要是由于乳头和乳晕的平滑肌发育不良，输乳管本身发育不全，乳头下方缺乏支撑组织所导致的。多数为先天性的原因，但是有些后天因素也会导致乳头内陷，比如穿戴不合适的尤其是过紧的内衣等。另外，有些乳头内陷可能是一些乳腺疾病导致的，比如乳腺癌。若乳头一直正常，但是忽然出现了乳头凹陷的情况，一定要及时就医。

如何调整乳头内陷

乳头内陷可以分为三型。

I型为乳头部分内陷。此种情况下，可以轻易地用

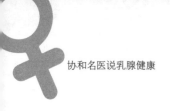

手将内陷的乳头挤出来，且挤出的乳头大小正常。

Ⅱ型为乳头全部凹陷。此种情况下，也能用手把乳头挤出来，只是挤出的乳头比正常乳头要小。

Ⅲ型为乳头完全埋在乳晕下方。此种情况下，无法挤出内陷的乳头。

Ⅰ型乳头内陷对哺乳通常没有太大影响。Ⅱ型乳头内陷对哺乳可能有一定的影响，但影响不大，怀孕期间有可能会自然恢复。Ⅲ型乳头内陷，乳头不能外露，无法哺乳。

Ⅰ型、Ⅱ型乳头内陷可以采取"乳头牵拉法"进行治疗。具体方法如下：先用温水洗净双手，然后用一只手托住乳房，用另一只手的拇指、食指和中指轻轻地将内陷的乳头向外牵拉。在牵拉的同时，可用拇指和食指轻轻地按摩乳头，每次做10分钟左右。最后，用温水清洗一下乳头，涂抹一点儿凡士林或者其他不会刺激皮肤的润肤油脂，以让皮肤变得坚韧一些。每天早、中、晚牵拉三次，用不了多久乳头就会出来。对于Ⅲ型乳头内陷，要及时就医，如果情况十分严重可能需要手术治疗。

二、副乳

所谓的副乳，其实就是多出来的赘肉，我们一般称其为假副乳。有假副乳就有真副乳，那什么是名副其实的真副乳呢？副乳是指人体多出来的乳房，是从胚胎里面带出来的，不是后天形成的。假副乳就是一团脂肪，一般不会有不适的感觉，而副乳是有乳腺组织的，用手可触摸到一些结节、包块等，随着月经周期变化可出现肿胀、疼痛等感觉。副乳的中央有突起或者颜色沉积，有些副乳甚至在哺乳期还会流出乳汁。

消除假性副乳的方法

如果你腋下的肉摸起来很软，没有类似乳腺的疙疙瘩瘩的感觉，不会随着月经周期变化出现疼痛、肿胀的

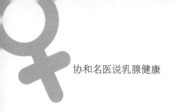

情况，那么你的副乳就是我们常说的"假性副乳"，也就是赘肉。"假性副乳"的形成主要和生活习惯及体态问题有关。含胸、驼背、耸肩等都会导致腋下脂肪的堆积，形成假性副乳；长期穿比较紧的内衣可使胸部的肉在腋下堆积，从而形成假性副乳。假性副乳最大的影响就是外观不好看。假性副乳可以通过健康减肥和调整体态来消除。要控制好嘴，做到平衡膳食。运动方面，推荐那些可以练习到上背部和胸部的动作，特别推荐游泳，对胸部塑形很有益处。如果非常在意美观问题，可以手术切除副乳。

三、乳房下垂

乳房下垂的罪魁祸首是时间和地心引力。年纪越大，人的皮肤越松弛（不仅仅是乳房皮肤，全身的皮肤都会松弛），又因为突出的乳房更容易受到地心引力的影响，所以乳房容易下垂。

如何预防乳房下垂

对于乳房下垂，预防重于治疗。日常要多做运动，尤其要多做一些能够加强胸肌的力量训练，适量的胸部肌肉能够很好地防止乳房下垂。不要趴着睡觉，趴着睡会挤压乳房导致血液循环不良，从而造成胸部皮肤松弛和外扩，导致乳房下垂。不要穿窄带或过松的内衣，承托力不够。运动过程中，要穿运动内衣，防止胸部的剧烈位移。注意饮食健康，避免过度肥胖，同时多摄入优质蛋白，防止营养不良。

乳房最好的美容剂是爱情

幸福的婚姻和规律的性生活对于乳房的生理活动和生理功能具有非常重要的意义。

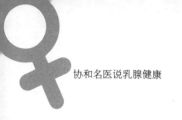

性生活时，在性激素的刺激下，女性性兴奋的第一个信号来自乳房。乳腺组织富含性激素受体，乳头易因肌肉收缩而竖立，所以性兴奋时乳头较平时更大、更硬。

性高潮时，乳房会有颤动现象，这可促进乳房的血液循环。由于乳腺血管扩张，血流量增大，乳房皮肤会发红，乳腺体积可较性生活前增大20%～25%。

性高潮过后，乳房逐渐恢复到原有形态：竖立的乳头开始塌软，发红的乳房皮肤变为正常色，乳腺体积缩小到正常状态。

规律的性兴奋能让乳房的结构和功能都得到很好的"锻炼"。美国加利福尼亚大学的相关研究证明，性生活规律的女人，雌激素分泌较旺盛，较同龄女性显得更年轻，更年期较性生活不和谐或没有性生活的女性来得更晚。

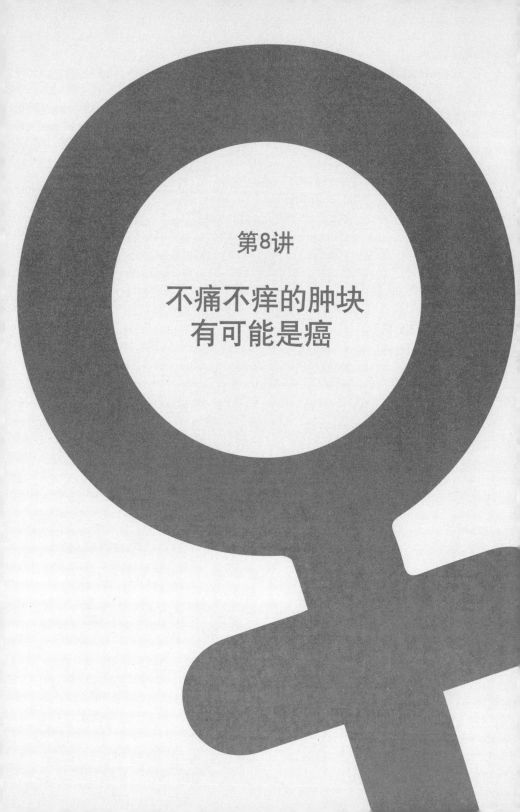

第8讲

不痛不痒的肿块
有可能是癌

门诊故事8：“我不痛不痒，这怎么就是癌了……”

"这么多年的经验告诉我，这就是癌。如果这不是癌，我就再不做手术了！"我指着一份报告单说。诊室内的氛围瞬间变得凝重。

前来就诊的患者是来自新疆的36岁的古丽，她脸色煞白，紧紧握着丈夫的手，虚弱地靠在丈夫怀里。在她心里，各种情绪正席卷而来。"怎么会这样？之前的三家医院都说这是普通的炎症。我不痛不痒，这怎么就是

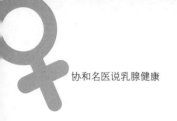

癌了……"古丽显然不能接受我的诊断。

我向她解释："我刚才看了你的片子，肿块形态不规则，边缘界限不清。我又手诊了你的肿块，肿块很硬，活动范围不大。近60年的工作经验告诉我，这就是癌。孩子，我之所以这么直接地告诉你，是因为我百分百确定这就是癌，不想耽误你。"

"那要怎么办呢？"古丽声音颤颤地问。

"如果可以的话，明天就手术。你今天先住院。"

"那用不用再等一下病理检查？"古丽没想到这么快就要手术，有些不甘心。

"病理检查肯定要做，可需要一周才能出结果，你能等吗？"

"不行啊，时间太长了，要不我先回去？"古丽不想面对眼前的现实。

　　我抬眼看了看站在一旁的古丽的丈夫："相信我，不用等了，是癌！要和时间赛跑！如果错了，我全权负责！要不这样，双管齐下。先做切片，马上送检。病理结果出来之前的时间，正好是术后观察的时间。这样两不耽误。"

　　从医60多年，对我来说，救人性命永远是第一位的。患者大老远从新疆来，家里条件也不太好，来回折腾费钱费力！而且这是癌啊，怎么能"放虎归山"呢！我说得那么坚决，是想帮助他们下决心。

　　几天后，病理报告出来了。果然不出我所料，检查报告显示有癌细胞存在。也就是说，选择手术是非常正确的。古丽经过治疗，目前身体恢复得不错。

乳腺癌早期往往不会痛

　　2020年全球癌症数据报告显示，全球乳腺癌新发病

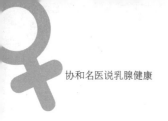
例 226 万例，而同期肺癌新发病例为 220万例。由此，乳腺癌取代肺癌，成为全球第一大癌症。乳腺癌在我国每年新发大约30万例，防治乳腺癌是每位女性的必修课。

乳腺癌早期往往不会痛。有经验的医生会通过触摸乳房发现有块状物后再进行病理检查。乳腺癌多为偶然发现的无痛、单发硬性小肿块，表面不平，不易被推动，与周围组织分界不清。肿块渐渐增大后，与肿块相连的皮肤会有凹陷，呈橘皮状。乳腺癌早期一般不会痛，不易被发现和重视。我国乳腺癌的早期诊断率不足30%。

很多女性被确诊乳腺癌时，已经错过了最佳治疗时机。

乳腺癌的高危因素

一、有乳腺癌家族史。

二、月经初潮发生在12岁之前、月经周期不规律、绝经年龄在55岁以后或行经超过42年。

三、膳食结构不合理，如高糖、高脂、低纤维饮食等。

四、长期服用雌激素或使用雌激素替代疗法。

五、肥胖。

六、未生育或初产年龄大于38岁、产后未哺乳或初次分娩前曾有过多次人工流产。

七、有乳腺良性疾病史，如乳腺增生等。

八、有放射线暴露史或不良生活方式（如吸烟等）。

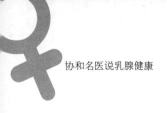

看一看、摸一摸，乳房自查很重要

80%的乳腺癌是患者一发现肿块就去就诊时被确诊的，另有一部分是因为血性溢液被发现的，还有一部分是患者接受常规体检时被发现的。乳腺癌是女性最常见的癌症，也是最容易被早期检出的癌症。一般来说，每个月定期的自我检查很重要。自我检查的方法主要分两个方面：一个是看，一个是摸。

可脱去上衣，面对镜子望诊。一望两侧乳房大小是否相同；二望两侧乳房颜色是否正常；三望两侧乳头是否平行；四望两侧乳房皮肤状况（如有无酒窝征和橘皮征）；五望两侧乳房表面血管粗细、色泽。

"摸"更直接，可躺在床上或者站着，将左手高抬于脑后，用右手的中指和无名指形成的掌面围着左侧乳房从乳头上方、锁骨下方按顺时针方向移动以探查整个乳房。操作时，手指要并拢，不要用指尖压、挤、捏，

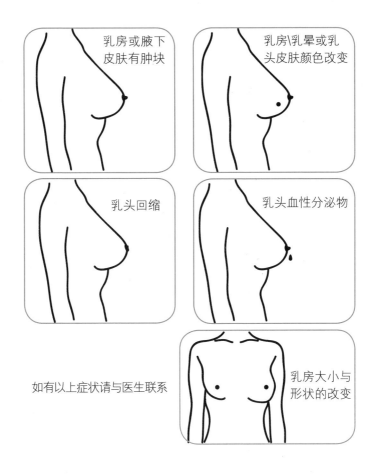

而是要用指腹轻轻按、摸。一旦触摸到凹凸不平、不移动的肿块时，就应立即去医院就诊。用左手检查右侧乳房，方法相同。一般来讲，自我检查的时间应选择在月

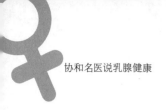
经来潮后7~10天。这期间乳房很少发生触痛或肿胀，最松弛，因而最容易发现异常。绝经后的老年女性，由于体内雌激素减少，受激素的影响较小，因而可随意选择自己检查的时间，但应每半年到医院乳腺专科找医生检查一次。

这6个"减法"可大大降低患乳腺癌的风险

如何预防乳腺癌？虽然有些危险因素你不能避免，但一定有很多危险因素是你完全可以避免的。可以做做下面的6个"减法"，以降低患乳腺癌的风险。

别超重

多余的脂肪组织会产生多余的雌激素，从而会刺激不正常乳腺细胞生长。所以应注意腰围和臀围的变化，经常计算一下体质指数（BMI）。BMI要控制在23以内，即体重（kg）/身高（m）^{2}<23。

少熬夜

熬夜会干扰褪黑素的释放，使雌激素上升，而雌激素上升正是乳腺增生发生的原因之一。

少用丰乳产品

有些丰乳产品含有大量雌激素，虽然帮你挽留了青春，可是也会让你增加罹患乳腺癌的风险。

少吃高脂食品

大量摄入动物脂肪和患乳腺癌的风险呈正相关关系。脂肪组织会将雄性组织转化为雌激素，导致机体雌激素水平高于正常水平，从而增加罹患乳腺癌的风险。

少喝酒

用不着逃避聚会，只要坚持每天饮酒不超过1杯即

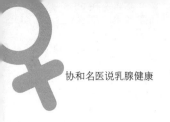

可。喝得比这多会影响肝脏调节雌激素水平的能力。事
实上，经常喝酒会增加15%～35%患乳腺癌的风险。

少用荷尔蒙替代疗法

2005年夏天，世界卫生组织下属癌症研究机构声
明，荷尔蒙替代疗法与乳腺癌的发病有一定的正相关关
系。更年期女性应与医生好好谈谈，以选择风险较少的
治疗方案。

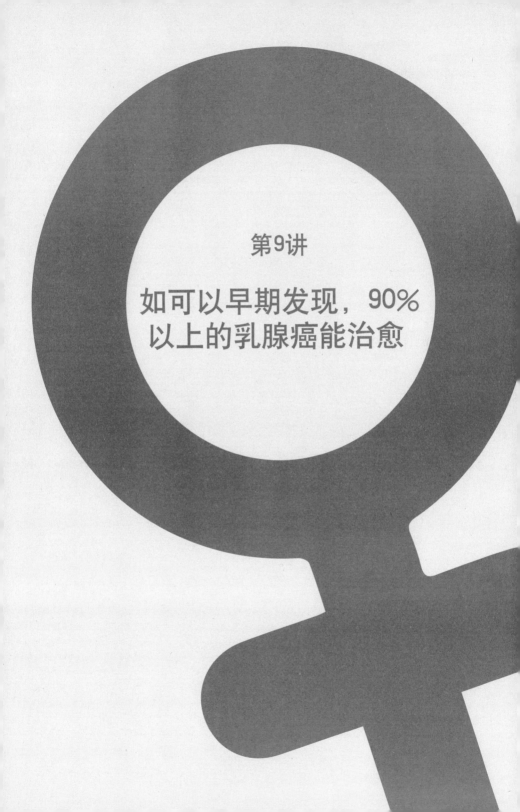

第9讲

如可以早期发现，90%
以上的乳腺癌能治愈

门诊故事9："我是乳腺癌的幸存者，以后会好好爱自己。"

曾有一位名叫孟晓华的患者令我印象深刻。2010年，年仅25岁的她被确诊患有乳腺癌。这样一个巨大的意外，彻底改变了她原本平静的生活。

刚开始，她发现左乳有个硬邦邦的肿块，并没太在意，只是随口和妈妈说了一声。妈妈立即"押"着她去了某医院检查。

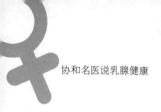

在那家医院，孟晓华被确诊患有乳腺癌。那一年，孟晓华大学毕业刚两年，未婚，连男朋友都没有。她痛苦万分，无法接受这个噩耗。第四天，她挂了我的门诊号，找我看病。她希望这只是虚惊一场。

然而，毫无疑问的是，她确实患有乳腺癌！经过进一步活检，我确定孟晓华的乳腺癌还处于早期，这真是不幸中的万幸！这个时候的癌变细胞还没有通过皮肤或黏膜下的基底膜侵犯真皮组织。只要及时切除病灶，孟晓华就可以完全康复。

在医学上，这种并未发展成真正的癌症的癌变，被称为原位癌或0期癌。由于原位癌通常毫无症状，常规检查难以发现。如果不能及时进行干预，癌细胞会逐渐穿破真皮组织，原位癌就会转变成会转移的浸润癌。所以，早诊断（日常的体检筛查）、早治疗和规范治疗，对乳腺癌的根治非常有帮助。

我很快确定好了孟晓华的治疗方案，这个方案由手术、化疗和放疗组成，周期为半年。虽然治疗过程让孟晓华吃尽了苦头，但及时、科学的治疗终于取得了满意的疗效。

我们一般建议乳腺癌患者在术后两年内每3个月复查1次；3～5年内每半年复查1次；5年以后可以考虑每年复查1次。此期间，患者如有不适，应及时就诊。

如今，11年过去了，孟晓华每次的复查结果都很好。这期间，她还结了婚，但没有要小孩。

前几天，她又来复查了。看到她那一副充满活力的样子，谁也不会将她与癌症患者联系在一起。她笑称自己是"乳腺癌的幸存者"，她把生病看作一个契机，"这说明我之前的生活方式肯定是需要修正的，我现在就是在纠错"。

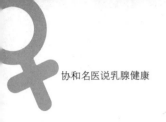

乳腺癌确诊报告单不等于死亡判决书

2017年，在我的一次公益科普讲座上，有一位乳腺癌患者向我表示感谢。她向我深深鞠躬，说因为我她多活了24年。她身体康复后，成了癌症康复协会的一名志愿者，鼓励很多乳腺癌患者走出困境。如今快5年过去了，她身体依然硬朗得很。

乳腺癌的发生率虽然很高，却不见得是"头号杀手"。与很多癌症不同的是，乳腺癌已有很好的治疗方法。患者在经过科学的治疗后存活率较高。乳腺癌已成为疗效最好的实体肿瘤之一。在国外，乳腺癌现在已经被称为"慢性病"。随着医疗水平的提高，全球乳腺癌死亡率自20世纪90年代开始，逐年呈下降趋势。我国乳腺癌死亡率尚未呈现下降趋势，但5年生存率在不断提高。

在刚被确诊的那一瞬间，患者有一段时间处于惊恐之中，这是正常的。然而，患者应该明白，接下来必须投入一场战争。这场战争虽然将暂时改变你既定的生活轨迹，但你必须勇敢面对这种变化！

当前，乳腺癌的治疗方法有手术、放疗、化疗等，术后5年生存率为50%～80%。若能早期发现、早期手术，90%以上的乳腺癌可治愈。因此乳腺癌的早期发现十分重要。即使是晚期患者，也能够逐步实现带瘤生存。只要将乳腺癌当作一种慢性病来管理和治疗，强化全程管理，长期接受有效的治疗，乳腺癌就完全可治可控。

定期去医院接受早期筛查很重要

常有人问我，乳房自查到底有没有效？因为操作上的问题，自查可能很难做到及时发现问题。我提倡广大女性朋友不要完全信赖自查，还是应该定期去医院接受早期筛查。乳腺组织脂肪多，非常适合B超检查，而钼靶检查比B超检查更能清晰地显示乳腺各层组织，可观

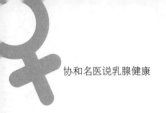

察到小于0.1毫米的微小钙化点及钙化簇，是目前早期发现、诊断乳腺癌最有效和可靠的方式。由于年轻女性的乳腺组织较密，对钼靶检查不太敏感，而且射线可能对身体有害，所以不主张40岁以下的女性接受钼靶检查。当然，有乳腺癌家族病史的另当别论。

增强农村女性的早期筛查意识

农村女性乳腺癌的发病率低于城市女性，而死亡率却与城市女性基本相当。这是为什么呢？这很可能是因为农村女性受传统观念影响而不愿做早期筛查导致的。在党中央和国务院的高度重视下，在原卫生部和全国妇联的推动下，"在农村妇女中开展妇科疾病定期检查"首次写入2009年"政府工作报告"。目前，我国"两癌"筛查已经普及到全国自然村，农村妇女对"两癌"筛查重要性的认识得以逐步提高。

4种乳腺检查方法的秘密

	自检	临床检查	B超检查	钼靶检查
检查方法	将左手高抬置于脑后，用右手的中指和无名指形成的掌面顺时针方向探查整个乳房。检查时手指要并拢。用左手检测右侧乳房时，方法相同。一旦触摸到凹凸不平、不移动的肿块时，就应立即去医院就诊。	经过训练的医生通过手诊探测可能存在的肿块。	有可疑肿块的女性，可通过超声做进一步的检查。	40岁后，女性可以考虑乳房钼靶检查。有乳腺癌家族史（直系亲属如姐妹或母亲患有或曾患有乳腺癌）的女性应在相较其亲属确诊的年龄早10年时开始定期进行乳房钼靶X线摄片筛查。
检查频次	20岁以后，每月一次。月经后的7~10天左右是自查乳房的最佳时机。	每年定期检查。	20~40岁的女性每年应做一次乳房B超检查。	40岁以后，可以考虑每年做一次钼靶检查。

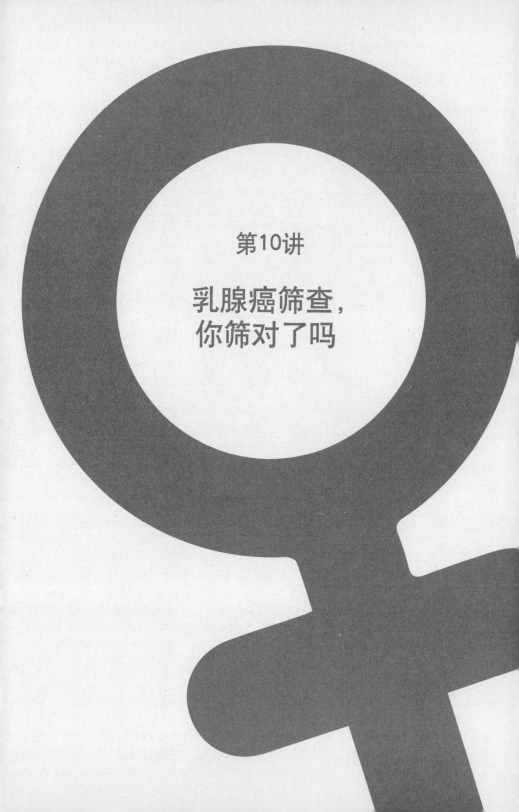

第10讲

乳腺癌筛查，
你筛对了吗

门诊故事10："若怀疑患有乳腺癌，该做哪些检查？"

陈璐今年28岁，自视身体不错。对乳腺癌开始有警觉和恐惧，源于不久前她去医院看望得了乳腺癌的大学室友。室友刚做完双乳切除手术，室友枯槁的模样让陈璐既心疼又害怕，几个月前还好端端的人怎么一下就变成了这个样子！

陈璐的双乳一直也有疼痛的感觉，但她没太当回

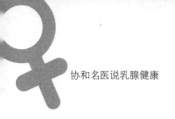

事，她想那也许只是乳腺增生而已。再加上自以为还年轻，工作又忙，家里还有两岁的宝宝，陈璐都快忘记自己乳房有时会痛了。单位的体检陈璐都好几年没参加了。可是这一次看到室友的境遇，她被狠狠吓到了，觉得自己有必要去医院做个全面的乳腺检查。

她来到我的诊室，我问了问她的基本情况。她没有乳腺癌家族史，乳房疼痛一般发生在经期前后。我用手一摸，基本上可以判断她的确有乳腺增生。

陈璐不放心，坚持要做钼靶检查。我告诉她，尽管钼靶检查是目前早期发现、诊断乳腺癌最有效和可靠的方法，但这种检查比较适合年纪大的女性。年轻女性的乳腺组织较密，对钼靶检查不太敏感。年轻女性乳腺筛查首选的方法应是乳房B超。

经乳房B超检查，陈璐确实患有中度乳腺增生。她松了口气，可是当看到检查单上写着"建议定期检查"这句话，她又紧张起来——这难道意味着有罹患乳腺癌的风险？

作为医生，我最怕两种患者——太不当回事而延误病情的患者和太当回事而过度紧张的患者。在诊室里，我经常遇到陈璐这样的患者，"因为身边有人患上了乳腺癌而被吓得来医院做检查"。这种警觉性很好，但是不能自己吓自己。

我常说，乳房是情绪器官。你担惊受怕，乳房也会受伤害。即使真的患上了癌症，若能早期发现，治愈率高达90%以上，生存率还是挺高的。那么，如何成为那个幸运者呢？重要的话说三遍：重视乳腺癌筛查！重视乳腺癌筛查！重视乳腺癌筛查！

不同年龄段要做不一样的检查

一般20～40岁的女性应每2～3年做1次乳房B超。

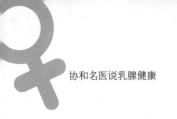

如有必要，还需要缩短检查间隔。这一年龄段的女性应少用或不用钼靶X光检查。

一般40～50岁的女性每隔1年至1年半应到专业的医疗机构做1次规范的查体和B超检查。做钼靶检查的频率要听从专业医生的建议。

50岁以上的女性应每年分别做1次乳腺B超和钼靶检查。通过超声检查和钼靶检查，基本上可以发现早期的乳腺癌。

在西方，医生通常都会建议女性做钼靶检查。可是，中国医生更倾向建议年轻女性做乳房超声检查，为什么呢？钼靶检查敏感性较高，毋庸置疑，是最佳筛查手段。然而，中国女性的乳腺相较欧美女性是致密性腺体，所包含的脂肪成分相对少一些，因此有可能影响筛查的准确性，而B超对致密性腺体的分辨率更好。特别是对于一些液性的囊肿，有时候通过X光不一定能看清楚，但是通过超声可以。

超声、钼靶组合更容易发现早期乳腺癌

超声检查是年轻女性进行乳腺普查的首选方式。一般建议35岁以上的女性每年做1次乳腺超声检查。60岁以上的女性，腺体已经开始萎缩，只做钼靶检查也是可以的。如果年龄超过40岁，且以前从来没有做过钼靶检查，那么医生会建议做钼靶筛查。另外，做过超声后若发现可疑病灶，需要做进一步的检查，医生也会建议做钼靶检查。

月经来潮后的7~10天是最佳筛查时间

乳腺是雌性激素的靶器官。在每一个月经周期，乳腺腺体组织都会随激素变化而发生相应的变化。比如，在一个月经周期的中后期，受雌激素和孕激素的影响，乳腺较大，组织可发生水肿、充血。在这个时候做乳腺

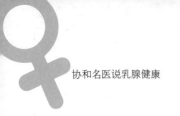

查体、乳腺超声或钼靶检查，可能会因乳腺的生理性变化而影响医生的判断和检查结果的准确性。

在月经来潮后7~10天内，乳腺组织最松软，此时做乳腺查体、乳腺超声或钼靶检查，更容易得到准确的结果。对于一些需要定期检查的患者来说，建议在月经后的同一时期进行检查，这样的检查结果之间更具有可比性。

活检才是确诊乳腺癌的"金标准"

核磁共振（MRI）检查相较于钼靶和超声检查来说价格较高，但敏感性更高，可以发现超声和钼靶检查难以发现的病灶。什么时候要用到核磁共振？对于体检怀疑有异常但钼靶和超声检查无法显示或无法明确性质的肿块，可行MRI检查，以进一步明确肿块性质。乳腺癌高危女性（如有乳腺癌家族史、BRCA1/2基因发生突变、对侧有乳腺癌病史等）也应通过MRI进行乳腺癌筛查。

　　乳腺癌筛查常用的无创性辅助检查手段有超声和钼靶。如果检查结果显示疑似恶变或者多种病变齐发，就需要做进一步的病理检查。组织学活检是目前确诊乳腺癌的"金标准"，90%以上的乳腺癌可以通过这种方法确诊。

肿瘤标志物检测不能用来筛查乳腺癌

　　很多人把肿瘤标志物当成肿瘤细胞，其实它们是相差甚远的两种事物。肿瘤标志物是肿瘤细胞在癌变过程中产生的特殊物质，我们可以通过这些标记把异常的肿瘤给找出来。可惜的是，这种方法不如我们想象中那么准确。与乳腺癌相关的肿瘤标志物主要有CEA、CA125、CA153。不少乳腺癌患者的肿瘤标志物并不会

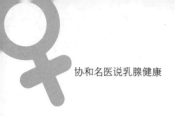
升高。有些时候没有癌症存在，也可发现肿瘤标志物检查值超出正常值。所以，肿瘤标志物检查值既不是诊断标准，也不是排除标准。检测肿瘤标志物并不能作为筛查乳腺癌的手段，超声、X线检查才是。

如何看影像检查报告单

在乳腺影像检查（如彩超、钼靶、核磁等）报告单上往往可以看到这样一项——BI-RADS分类，其后面还会有0、Ⅰ（1）、Ⅱ（2）、Ⅲ（3）、Ⅳ（4）、Ⅴ（5）等数字符号。通俗来讲，BI-RADS分类是用来评价乳腺病变程度的评估标准。一般来说，分级越高，恶性的可能性越大。因为乳房是一个动态变化的器官，与月经周期、年龄、饮食、情绪、生育史等都可能有关系，一次检查结果也许并不能说明什么。病人拿到报告单后务必请教专业医生，以得到正确的解读。

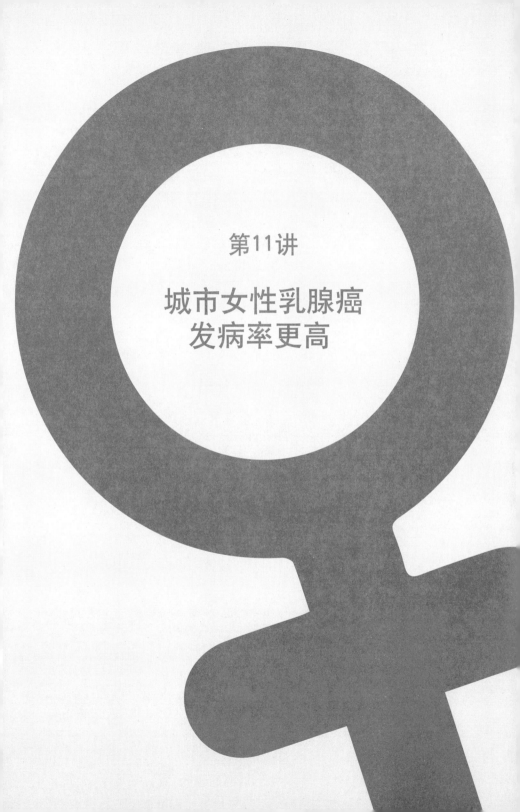

第11讲

城市女性乳腺癌
发病率更高

门诊故事11："乳腺癌也是'富贵病'吗？"

给方洁做手诊的时候，多年的经验告诉我——她右乳的这个结节是癌。拿到报告单后，我对这个判断更加笃定。

方洁39岁，是一家商业银行的部门经理，在公司每年例行的员工体检中被告知："右乳有结节，建议复查。"她所在的部门有18名女职工，被建议进一步去做乳腺检查的有5人，可见乳腺疾病的多发。她没敢

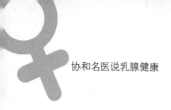

耽搁，赶紧到医院做了进一步的检查，手诊、B超、钼靶、病理检查结果都指向了癌。

我问方洁，有家属陪同吗？她摇摇头，说是自己来的，让我把病情告诉她。我一直是主张把病情如实告诉患者的，一是因为患者有知情权，二是这样更有利于后续的治疗。看得出来，方洁是做了心理准备的。但是当我把她的诊断结果说出口的时候，她的脸色还是瞬间变得煞白。她强忍着不做出失态状，可见她是个很理智的女性。

方洁沉默了几秒钟，稳了稳神，问我："我还有救吗？"

"现在还是早期。你今天就办住院，抓紧治是可以的！"我告诉她。

"为什么会是我？"方洁神情中流露出无法掩饰的恐惧和委屈，反复嘀咕着这句话，像是在问自己，也像是在问我。

　　"为什么会是我？"在诊室里，我常遇到"方洁们"问这个问题。搞清楚这个问题是我多年来一直潜心研究乳腺健康的动力。

　　乳腺癌一般会找上哪些人？大家都知道，乳腺癌的发生与雌激素水平较高有关。精神负担重、遭遇了重大打击、心情压抑、睡眠不好、作息紊乱等都可能导致内分泌紊乱，诱发乳腺癌。同时，性格也是关键因素，长期生闷气、焦虑、急躁也会干扰内分泌系统。

　　方洁跟我说，她在候诊的时候，发现旁边的病友们大多是一些我们认为的"有本事的女人"——好强、坚忍、能干、抗压能力强，而且以城市女性居多。方洁问我："乳腺癌也是富贵病吗？"实际上，城市女性乳腺癌的发生和精神压力过大不无关系。

　　方洁说，这些年她太累了，好像没有真正休息的时候，精神也总是处于压抑的状态。抑郁、伤心、焦虑、紧张等负面情绪，都会沉淀在身体里，伺机"报复"。

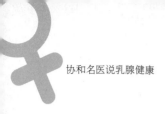

在公司，方洁是能干的员工；在家里，方洁是能扛事的主心骨。方洁上有年迈的父母，下有正在一所重点中学读高二的女儿。方洁的老公只是在经济上可给到她一点儿帮助，在生活上、精神上对她没什么照顾。他们的夫妻关系一直很糟，他们勉强维持当下的关系不过是怕影响青春期的女儿。

这些年，别人眼里方洁的好脾气都是她忍出来的。这次生病，方洁没告诉任何人，而是一个人来看病。她说，确诊乳腺癌于她而言其实并不是特别意外。

大城市女性患乳腺癌的风险是小城市女性的2倍

根据国家癌症中心2020年度工作报告，在男性癌症新发病例中，肺癌发病数居首位；而在女性癌症新发病例中，乳腺癌发病数居首位。另外，城市发病率高于农村，大城市女性患乳腺癌的风险是小城市女性的2倍，发达的东部地区比落后的西部地区发病率更高。

这是为什么呢？社会地位较高、经济状况较好、受教育水平较高的女性乳腺癌发病率较高，这与她们所承受的各种压力过大不无关系。经常熬夜，生活不规律，高热量、高脂肪饮食，晚婚晚育，不生育、不哺乳等都是城市女性罹患乳腺癌的高危因素。

城市女性乳腺癌发病率高的五大原因

一、压力过大

城市女性压力过大，身兼多种角色。而研究表明，乳腺癌好发于长期处于压抑、焦虑、沮丧、苦闷、恐惧、悲伤等负面情绪中的人身上。

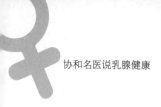
二、不生育、不哺乳

城市女性相比农村女性婚育年龄普遍更晚。研究表明，不育或超过38岁才初次妊娠者，乳腺癌发病率更高。三孩生育政策的实施，不仅会为国家带来人口红利，从健康角度来讲，将有助于降低女性罹患乳腺癌、卵巢癌等的风险。

三、推崇西方饮食方式

在我国一些富裕的城市家庭中，动物性食物的消费量远远超过了谷类和蔬菜的消费量。过度摄入红肉可增加罹患乳腺癌的风险，经常食用用油炸、煎烤等方式烹制的肉类食物更是如此。这类膳食提供的脂肪过高，而脂肪组织产生的芳香化酶会将机体内的雄性激素转化为雌激素，从而导致机体雌激素水平高于正常水平。乳腺癌的产生跟机体高雌激素水平呈正相关关系。

四、体力活动少

　　尽管城市女性比农村女性更注重身材，但多数城市女性的减肥活动一直处于一个恶性循环。比如，开车上班，上班时又久坐不动，节假日在家补觉，如此体力活动必然减少。肥胖带来的不仅仅是美观问题，更是健康问题。女性患乳腺癌的危险性随着腰臀比的增大而增高，也即越胖越容易得乳腺癌。

五、外源性雌激素过多

　　乳腺癌的高发，与高雌激素饮食及雌激素类药物、护肤品的滥用有很大关系。有些果农、菜农、禽类养殖户会利用激素催熟水果、蔬菜、禽类等。人若长期食用这样的食物，外源性激素会通过人体的微循环造成体内雌激素、孕激素代谢紊乱，诱发乳腺疾病。另外，城市女性相比农村女性更广泛地使用美容产品，而一些品质不过关的美容产品也含有大量雌激素，这也是一个危险因素。

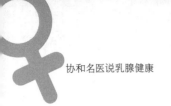

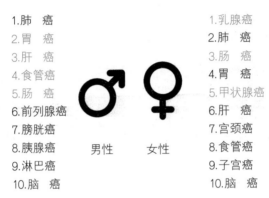

男性	女性
1.肺　癌	1.乳腺癌
2.胃　癌	2.肺　癌
3.肝　癌	3.肠　癌
4.食管癌	4.胃　癌
5.肠　癌	5.甲状腺癌
6.前列腺癌	6.肝　癌
7.膀胱癌	7.宫颈癌
8.胰腺癌	8.食管癌
9.淋巴癌	9.子宫癌
10.脑　癌	10.脑　癌

城市地区发病数排名前10位的癌症

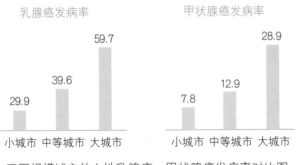

不同规模城市的女性乳腺癌、甲状腺癌发病率对比图

第12讲

体重跟乳腺癌的发生率
成正比

门诊故事12："暴饮暴食、肥胖和乳腺癌有关系吗？"

身为一名乳腺科医生，我最回避不了的话题，就是乳腺癌。确诊病例一直在增加。我每次出诊时，上午还不到8点，诊室外就有不少患者在候诊了。我在看诊时，还不断有患者要求加号，基本都是曾经做过手术来复查的。

医者父母心，我真心希望每天前来就诊的病人越少

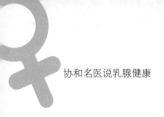

越好，人们最好都能远离病痛。

实际上，癌症并非躲不开，90%的癌症都不是"与生俱来、躲也躲不掉"的遗传病，而是与我们身处的外在环境、生活方式、饮食习惯、行为习惯等息息相关的"后天性"慢性病。

比如，乳腺癌的发生跟体重就有莫大的关系，不少确诊的患者都超重。所以，肥胖不仅仅是外形层面的问题，更关系健康。

林椿今年43岁，办住院的时候，她拿着10年前的照片给我看。照片上的她跟我眼前的她简直"胖若两人"。她说自己的肥胖是典型的"压力肥"，她说她排解压力和忧虑的方法就是吃，肥胖是她的"工伤"。她长期加班、工作压力大、身体疲惫、精神紧张，一直处于饥饿中，"暴饮暴食，吃夜宵更是成了习惯，不知不觉就胖了起来"。

　　望着镜子里的自己，她不记得多少次下决心减肥，"可是哪有那么好减，管不住嘴、迈不开腿的后果就是体重报复性的反弹！"更让她想不到的是，肥胖给她带来的影响远不是形象变差这么简单。她先是有了甲状腺问题，之后又被确诊患有乳腺癌，她彻底崩溃了！

　　通过林椿的病例，我想告诉大家，肥胖或超重会增加乳腺癌的发病风险，不能再忽视肥胖带来的危害了。

患乳腺癌的风险随腰臀比的增大而增高

　　我前面已经说过了，女性患乳腺癌的风险随腰臀比的增大而增高。60岁左右的女性体重每增加10公斤，患乳腺癌的风险将增加80%！高动物蛋白和过量脂肪的摄入、长期应用雌激素等都是诱发乳腺癌的高危因素。多余的脂肪组织会产生大量的雌激素，从而刺激不正常乳腺细胞生长。尤其要注意绝经后的肥胖，绝经后的肥胖

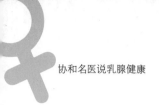

会导致乳腺癌发病风险明显增加。

将腰围尺寸控制在身高尺寸的一半以内

经常测测自己的腰围，最好将腰围尺寸控制在身高的一半以内。运动有助于我们拥有良好的身体，不要说这是老生常谈。"饭后五百步，活到九十九"。据美国研究人员报告，积极锻炼的女性较不运动者，患癌症的可能性减少50%。中年女性每星期锻炼2~3次，每次30~45分钟，是防范癌症的有效方法之一。多运动，少吃饭，迈开腿，管住嘴，永远是颠扑不破的健康真理！

会吃才能健康

吃，谁不会？张嘴就可以吃！可是过度进食垃圾食品，有损健康。当然，过度节食，以致患上厌食症，也是得不偿失。"吃"还是很有学问的，会吃才能健康，才能维持正常体重。如若长期一点儿碳水化合物都不吃，会导致很多营养方面的问题。可以试着固定吃碳水化合物的时间段，科学进食。早餐可多吃些碳水化合物；中午要多吃肉，以摄入足够蛋白质，且要少吃碳水化合物；晚上要多吃菜，尽量不吃碳水化合物。另外，多用粗粮代替普通碳水化合物更有利于身体健康。

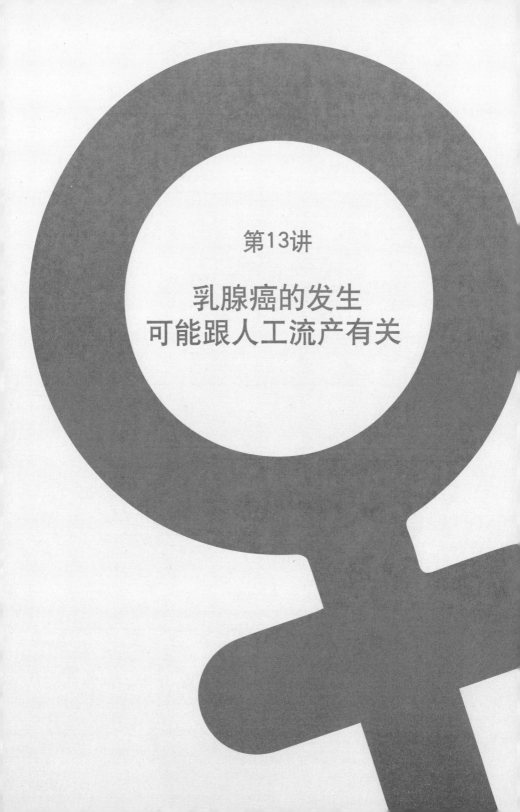

第13讲

乳腺癌的发生
可能跟人工流产有关

门诊故事13："多次人工流产，害了我的乳房！"

周黎是我随诊好几年的病人。她今年39岁，3年前被确诊患有乳腺原位癌，很快接受了手术治疗，术后恢复得不错。

周黎自述在19岁的时候有了第一个男朋友，那时候根本不懂避孕，不久就怀孕了。当时，她和男友年纪都很小，这种事情又不敢向家人求助，便悄悄去一家小

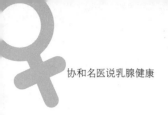

医院做了人工流产。可是这一次的"意外"并没有让她学会保护自己，结果这种"意外"在3个月之后再次发生。周黎说，她的"感情史"简直就是一段不堪回首的"堕胎史"。她在生下儿子之前，一共做了3次人流。多次的人流让她本来强壮的身体变得虚弱不堪，她整个人都枯萎了。她开玩笑说自己是"跑步进入了黄脸婆行列"。然而，多次人流的后患还不止于此。在一次公司组织的女职工体检中，她被告知可能患有乳腺癌。

有人肯定不理解，人流怎么会跟乳腺健康搭上关系？事实是：多次人工流产可能增加乳腺疾病的发病风险，这绝不是危言耸听！妊娠后机体内激素增多，乳腺增大、充血，乳腺内导管系统发育旺盛，腺泡、腺小叶大量形成，为泌乳做准备。人工流产不同于自然分娩，属于强行终止妊娠。妊娠被人为地中断后，女性体内激素的生理功能也被打乱了。体内激素水平骤然下降，乳腺突然停止生长，腺泡会慢慢萎缩。这种大起大落的现象既会引起卵巢功能失调，还会造成乳腺瘀滞，导致肿块，诱发各种乳腺疾病，其中就包括乳腺癌。

保护乳房的措施是多方面的，不要轻易进行人工流产是我要对女性朋友说的很重要的一条。现在，有无良的医院大肆做无痛人流的广告，从而诱导女孩子无视人流的危害，把其当作常规的补救措施。殊不知，多次人流，将为乳房疾病埋下隐患。育龄女性要树立科学的生育观，采取安全有效的避孕措施，避免人工流产。如果你有人工流产史，更要关注乳房健康，定期做检查，防患于未然。

人工流产容易引发乳腺疾病

孕妇进行人工流产后，妊娠突然中止，会导致体内激素水平的骤然下降，迫使刚刚发育的乳房一下子停止生长，腺泡变小甚至消失，乳腺复原。但这种复原通常都是不完全的，容易造成乳腺肿块和乳房疼痛，并可诱

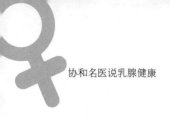
发乳腺疾病。多次的人工流产可能导致乳腺反复病变，从而增加乳腺癌的发病风险。有统计资料显示，人工流产诱发的乳腺疾病占所有乳腺疾病的40%左右。

关爱乳房从规范使用避孕套开始

有的女性以为偶尔有一次不安全性行为应该没关系，有时就没有采取避孕措施。殊不知，正是这种自以为是的做法，将会为自己带来"意外"。记住！多次人工流产可能增加乳腺癌的发病风险。所以，关爱女性的乳房健康要从规范使用避孕套开始！

避孕药虽具有很好的避孕效果，但外来雌激素的增加可能诱发乳房疾病。所以，不要擅作主张服用避孕药，请严格按医嘱服用。

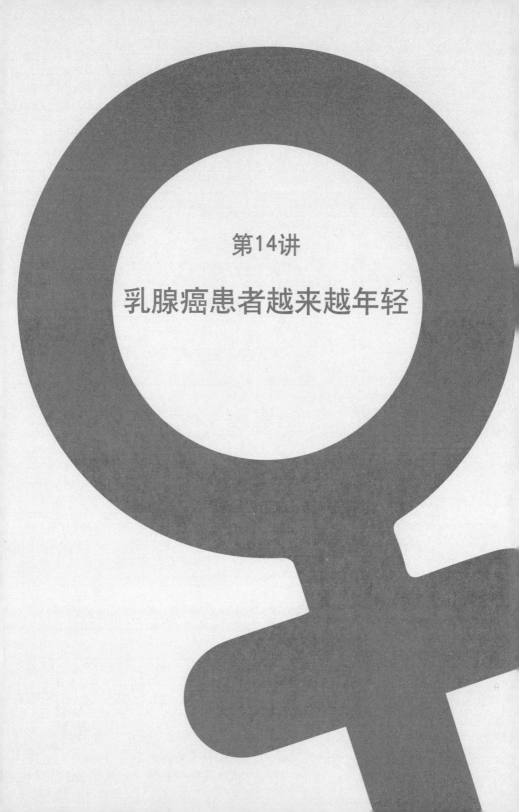

第14讲

乳腺癌患者越来越年轻

门诊故事14："我还不到30岁，为什么会是我？"

拿到浸润性乳腺癌确诊报告时，许闪闪刚过完26岁生日没几天。她反复看了报告好多次，还是不能相信那上面说的是真的。"我还不到30岁，为什么会是我？"在她以往的认知里，中老年女性才会得这种病。

许闪闪触摸到肿块时，还是很有警惕性的。那肿块虽然不疼不痒，却让她感到很不安。她觉得有必要去医

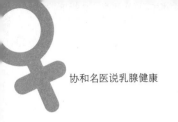

院检查一下。那时候的她并没有往乳腺癌上去想，觉得大不了就是乳腺增生之类的问题。

许闪闪一向身体还算健康，也没有乳腺癌的家族史。当时的她还不知道，越没有痛感就代表越危险。她没有任何思想准备，所以拿到乳腺癌二期诊断报告的瞬间，只觉得"晴天霹雳，天旋地转"。

许闪闪想不明白，自己到底是哪里做错了？她在一家刚成立的互联网公司做运营，虽然累，但一想到发展前景觉得拼一把还是值得的，所以工作一直很努力。

她百思不得其解，为什么自己年纪轻轻就得了这种病？她扪心自问，从未做过伤天害理的事情，为什么好人没有好报？她的这些情绪，也是癌症患者常有的。

得知自己患了癌症后，很多人心理上一般要经过否认期、恐惧焦虑期、悔恨妥协期、抑郁期和接受期五个阶段。

这些年，我的患者年龄确实有年轻化的趋势，还有比许闪闪年龄更小的。我接诊过的年龄最小的乳腺癌患者只有17岁。

年轻女性的生活方式令人担忧

中国是乳腺癌发病率增长最快的国家之一，且有年轻化的发病趋势。这是因为乳腺癌的发生与雌激素水平较高有关。很多年轻女性精神负担过重、睡眠不好、生活作息不规律，导致内分泌紊乱。另外，高蛋白、高脂肪饮食，使女性初潮早、绝经晚，导致体内激素始终维持在一个较高的水平，这些都有可能成为乳腺癌的诱因。同时，环境污染、饮食污染等对年轻女性体内激素造成的不利改变，也使年轻女性罹患乳腺癌的风险加大。

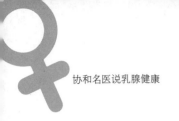
年轻患者的乳腺癌更易复发

比起许多疾病发病人群的年轻化趋势，乳腺癌患者年轻化的问题尤其让人担忧，因为年轻乳腺癌患者复发的风险比老年患者更高。这是因为乳腺癌的复发和患者体内的雌激素水平密切相关，而年轻女性体内的雌激素水平较老年女性高、作用时间更长，所以年轻患者复发的风险也更大。

对于老年患者尤其是已绝经的患者，她们的雌激素主要来自脂肪和肌肉组织，所以可通过使用一些药物将雌激素控制并且维持在一个较低的水平。

而对于年轻患者，由于产生雌激素的主要器官是卵巢，有时候临床上不得不采用手术摘除卵巢或者用药物让卵巢停止工作来达到降低雌激素水平的目的。可想而知，这些方式将对身体造成较大伤害。

给年轻女性的三点重要叮嘱

一、工作再忙，也一定要注意减压。我前面已经说过了，乳房是个情绪器官。

二、一定要少熬夜，否则会干扰褪黑素的释放，使雌激素上升，继而可能诱发乳腺疾病。

三、少用化妆品，尤其是丰乳产品。一些品质不过关的保健品、隆乳霜、化妆品等，可能含有大量雌激素，而外源性雌激素进入人体，会造成体内雌激素、孕激素代谢紊乱，诱发乳腺疾病。

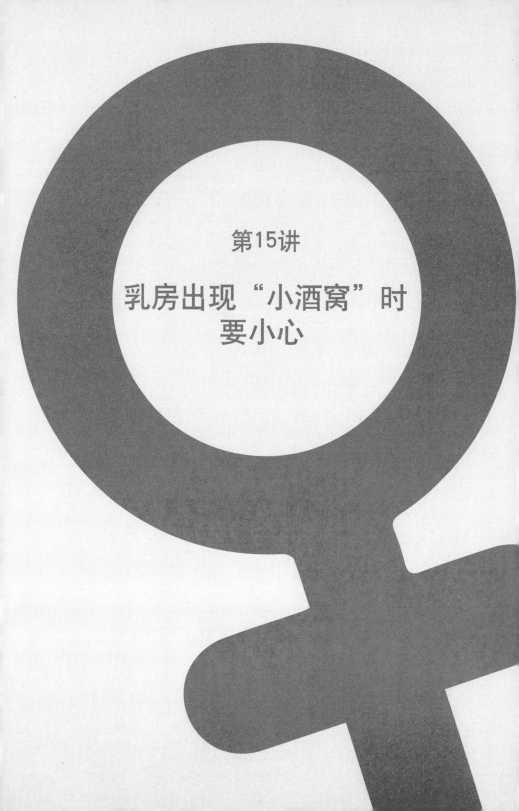

第15讲

乳房出现"小酒窝"时
要小心

门诊故事15："医生，我的乳房上长了'小酒窝'……"

岳华第一次来乳腺科门诊是因为她发现左乳皮肤有一点儿凹陷，在举起手臂时凹陷更加明显。她用力去摸，也没有摸出里面有什么东西。

她一直有沐浴后给身体涂抹精油的习惯。慢慢地，她发现这个像酒窝一样的凹陷变深了不少。她突然紧张起来——乳房一定出了问题。

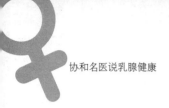

　　手诊时，通过目测我就觉得岳华的情况不妙。她的左胸不仅有色素沉着、凹陷的情况，还有小疙瘩。这都是乳腺癌很典型的症状，在医学上叫作"乳房酒窝征"。对成年女性来说，乳头、乳晕、乳房体的形态、大小、位置都正常的乳房才是健康的乳房。

　　没有悬念，经过一系列检查，岳华被确诊患了乳腺癌。虽然已有心理准备，但岳华第一次在自己的检查报告里看到"癌"这个字时，手还是止不住发抖，心跳快得要命，额头不停冒冷汗……

　　很快，岳华接受了手术。好在发现得及时，她身上的癌细胞还没有向远处转移。她不仅保住了乳房，化疗时间也比别人短。她一直很担心复发的问题，经常复查，结果还算好。

　　我一直强调，女性要了解自己的身体。

　　虽然身体是自己的，但你真的了解它吗？尤其是在生活节奏如此之快的当代社会，人们往往向外求，却独独忽视了对自己身体的关注。当你对自己的乳房足够了解的时候，如当你了解自己的乳房会伴随月经来潮前后的荷尔蒙变化而发生大小的改变，当你了解乳房在经期与非经期的正常状态是什么样子，你才能及时发现问题，才能尽早就医。

"小酒窝"可能是乳腺癌的早期症状

乳房表面出现了"小酒窝"，在临床上被称为"乳房酒窝征"。乳房内有一种被称为乳房悬韧带的纤维性结构。这种韧带的一端连接皮肤，另一端连接胸肌筋膜，中间穿过乳腺组织形成乳腺小叶间隔，对乳腺组织和脂肪组织可起一定的支持作用，以维持乳房的外观，并保持一定的弹性和张力。乳腺癌病变早期，乳房内部会出现圆形、椭圆形无痛性单发小肿块。当这些癌肿组

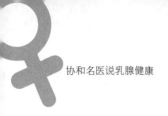
织浸润到韧带的时候，就会引起韧带的收缩，使得肿瘤表面的皮肤受到牵拉而出现凹陷。所以，从外面看像一个个小酒窝一样的凹陷，实际上很可能是乳腺癌的早期症状。另外，因外伤或炎症导致的脂肪坏死，也会造成"酒窝征"的出现。

橘皮样改变是乳腺癌的晚期表现

当乳房皮下的淋巴管被癌瘤堵塞，或者位于乳腺中央区的肿瘤浸润引起乳房浅淋巴液回流障碍时，皮肤真皮层会出现水肿。另外，因为皮肤在毛囊处与皮下组织紧密连接，皮肤毛囊处因此就会出现很多点状凹陷，最终使得皮肤表面形成像橘子皮一样的外观。

一般来说，乳腺癌到了晚期，才会导致这个变化。当然，"橘皮样变"也可见于炎症。

女性要了解自己的乳房

乳房主要由乳腺、结缔组织、脂肪组织、血管与神经等构成。乳腺小叶内间质为疏松的网状结缔组织，受卵巢内分泌影响；而小叶间为致密的结缔组织，不受内分泌影响。乳房较大的女性，脂肪组织比较厚；乳房较小的女性，脂肪比较少。

结缔组织用来支撑乳房，只有结缔组织发育良好，乳房才会挺拔、有弹性。血管和淋巴参与组织循环，输送营养物质，排出代谢废物。乳房表面还遍布神经末梢，可感受外界的刺激，如性生活时乳房和乳头就会发生相应变化。

正常乳房是半球形的，两边对称、丰满，质地柔软而富有弹性，形状挺拔。一旦出现"小酒窝"或橘皮样皮肤，都意味着乳房不正常。

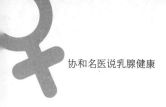

下列情况应视为危险信号

一、乳房某一区域出现无痛性肿块（或局部性增厚），且肿块边界不清、质硬、活动度差。

二、乳房皮肤出现凹陷，呈小酒窝状。

三、乳头溢血性分泌物。

四、乳房皮肤呈橘皮样改变。

五、乳头回缩，乳头或乳晕处出现表皮糜烂、湿疹样改变。

六、乳房显著增大、红肿，变化进展较快。

七、腋窝淋巴结肿大。

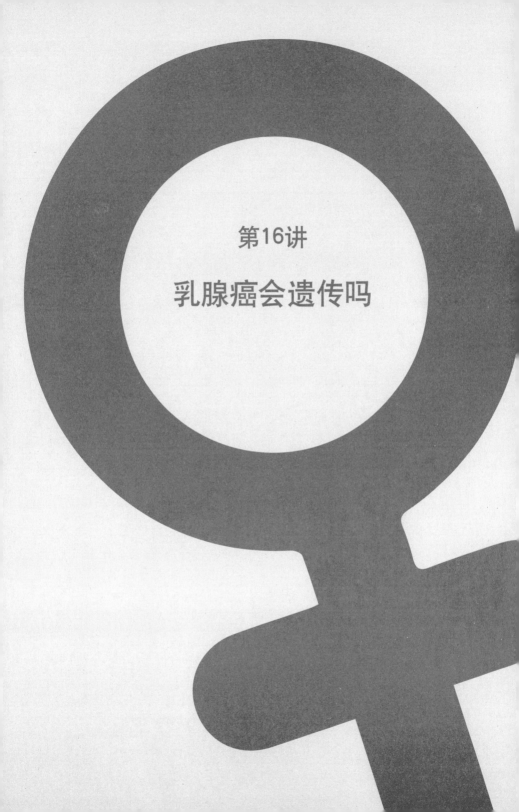

第16讲

乳腺癌会遗传吗

门诊故事16："为什么我们母女都这么倒霉？"

是的，乳腺癌确实有遗传倾向。我长期做临床工作，在接诊的乳腺癌患者中，既有亲姐妹，也有母女。我所在的医院，在同一个病区，来自一个家族的患者就有不少。

罗凤母女就是先后被查出了乳腺癌。说起来还有些戏剧性，当初60岁的罗凤被确诊患有乳腺癌，女儿小秦只是陪着妈妈来北京做手术。

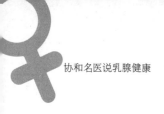

在陪伴妈妈的过程中，小秦了解了很多乳腺癌的相关知识，知道乳腺癌有家族遗传的可能性。此后，她通过自查发现腋下有个小包块，趁着做陪护就医方便，就去做了乳腺检查，居然也被确诊患了乳腺癌。

一想到自己将复制妈妈的痛苦，三年来一直守在妈妈身边的小秦几乎崩溃了。她知道，治疗实在太难以忍受了。"为什么我们母女都这么倒霉？"这是罗凤常常念叨的一句话。比起治疗上的疼痛，最让人绝望的是精神上的折磨。

每每遇到这样的事情，医生心里也是很难过的。一个家庭一人生病，就足以让全家人担心。一个家庭同时出现两个甚至三个这样的病人，可想而知日子将更难熬。这时候，医生除了治疗病人，还要及时疏导病人的情绪。

小秦今年32岁，比她妈妈胖一些。他们家几代人一直生活在北方一个县级市。在她妈妈确诊乳腺癌之前，家族里没有人患过此病。

据小秦回忆，在妈妈患病的时候，她自己的状态也不好，不仅身体疲惫乏力，精神上也因为夫妻关系经常郁郁寡欢。加上对母亲病情的担忧，她情绪一直很差，还曾怀疑自己有中度抑郁。她说那个时候的自己，整天过得浑浑噩噩。在家乡的医院，没有人提醒过她，在妈妈确诊患乳腺癌的时候，她也该查查乳腺。被查出患有癌症后，她非常绝望。

我告诉她，只要坚持规范治疗，她是有可能康复的。现在有可以使用的靶向药物，不仅可以在术后预防转移复发，还可以随化疗一起在术前应用。另外，她年轻，身体素质好，也是很大的优势。

5%的乳腺癌由家族性的BRCA基因变异所致

目前，国内外学者对乳腺癌的发病因素进行了广泛

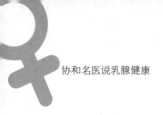

研究，家族病史已被认为是一个重要的危险因素。大量流行病学研究表明，乳腺癌的发病有明显的家族聚集的特点。如果一名患者得了乳腺癌，其后代发生此病的风险是常人的1.5～3倍。如果一个家族中不止一人患有乳腺癌，更应高度重视。

1990年，科学家们发现了一种直接与遗传性乳腺癌有关的基因，将其命名为乳腺癌1号基因，英文简称BRCA1。

1994年，有科学家又发现了另外一种与乳腺癌有关的基因，称其为BRCA2。

这两个基因发生变异的女性，有40%～80%患乳腺癌的风险。据临床统计，大约有5%的乳腺癌源于BRCA基因的变异。

遗传性乳腺癌具有一些共同特点，即患者较年轻、两侧乳房都患癌，且可能同时患有卵巢癌。

母亲患有乳腺癌，女儿不一定会患

　　虽然科学家们已经发现并证实BRCA1和BRCA2这两个基因变异的女性，有40%～80%患乳腺癌的风险，然而另外20%～60%的病例无法用基因解释。所以，母亲得了乳腺癌，只是意味着女儿患乳腺癌的概率比别人高，但并不意味着女儿一定会得乳腺癌。疾病的发生取决于内因和外因。母亲患有乳腺癌，女儿可能具备了某种内因，但必须再加上一些外因，即各种致癌因素，才有可能患乳腺癌。只要及时定期筛查、密切监测就能有效预防乳腺癌。

BRCA基因检测可有效捕捉乳腺癌

　　家里有人得过乳腺癌，那么意味着你有家族乳腺癌病史，要高度警惕！因为你身上可能携带变异的BRCA

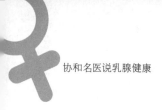

基因。目前，已经可以通过技术手段检测到可诱发乳腺癌的发生突变的BRCA1和BRCA2基因。高风险人群可以通过基因检测进行风险评估和遗传测试，以便进行密切的检测和管理，从而做到早发现、早治疗。

据美国临床肿瘤学会建议，进行BRCA基因检测的女性需要满足以下条件。

一、有两位以上直系亲属曾经患有乳腺癌，而且其中至少有1位直系亲属同时被诊断患有卵巢癌。

二、家族中有三位以上直系亲属在50岁之前被诊断患有乳腺癌。

三、有姐妹（两位以上）在50岁前被诊断患有乳腺癌或者卵巢癌。

四、有一位直系亲属被诊断患有双侧乳腺癌或者双侧卵巢癌，或是同时患有乳腺癌和卵巢癌。

　　没有乳腺癌家族病史的女性，只需要定期接受乳腺癌的常规筛查即可，不要人人自危。

关注家族病史，重视早期筛查

　　早期乳腺癌5年生存率可达90%以上，一定要关注家庭病史，重视早期筛查。通常不建议40岁以下的女性接受钼靶检查，但如果有乳腺癌家族史，就另当别论。有乳腺癌家族史（直系亲属如姐妹或母亲曾患有乳腺癌）的女性可以相较其亲属确诊年龄早10年开始进行乳房钼靶X线摄片筛查。

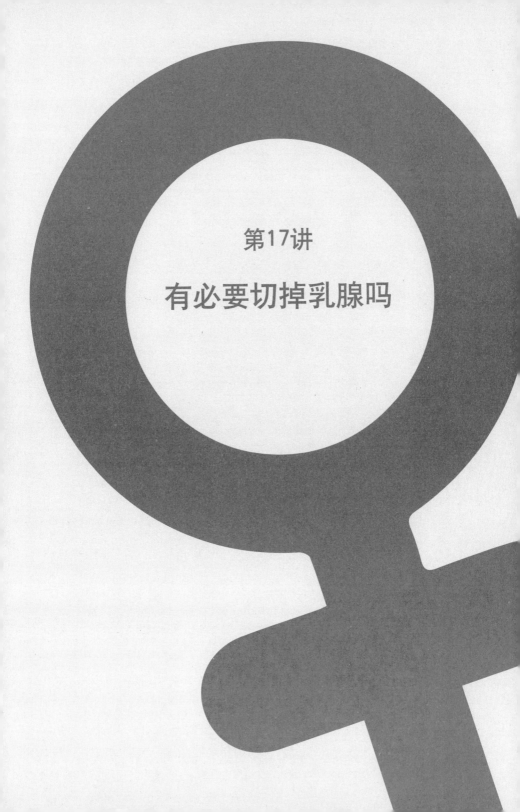

第17讲

有必要切掉乳腺吗

门诊故事17："提前切掉乳腺真的管用吗？"

2013年5月，美国好莱坞影星安吉丽娜·朱莉在《纽约时报》撰文宣布，为尽可能降低自己患乳腺癌的风险，接受了预防性双侧乳腺切除术。她的母亲因患乳腺癌56岁时去世。

切除双侧乳腺两年后，安吉丽娜·朱莉为避免患上卵巢癌，2015年3月又接受了卵巢和输卵管切除手术。

自那以后，经常有人问我这个问题：当完美的身体

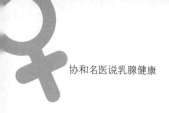

和健康的人生成为不可兼得的选择时，真的应该像朱莉那样去勇敢地选择吗？预防性切除手术到底是有效预防还是过度预防？

我的一位老患者，来自吉林的67岁的乳腺癌患者王女士，在看到安吉丽娜·朱莉预防性切除双侧乳腺的消息后，也迫不及待来电，问了我一连串的问题，比如，怎么样才能知道自己是否携带了变异的BRCA基因？乳腺癌会不会真的遗传给女儿？女儿准备怀孩子了，如果将来生的是女孩，怎么办？提前切掉乳腺真的管用吗？除了切除手术，还有没有其他办法能打破代际遗传呢？等等。

若没有病变，损毁性手术不可取

朱莉存在BRCA基因缺陷，医生评估她有87%的患乳腺癌的风险，而通过切除乳腺可将这一风险降至5%。对已完成生育且没有哺乳之忧的朱莉来说，这种切除手术利大于弊。那她的行为可以效仿吗?

这种预防性切除手术并不是什么新鲜事物,在国际上已经有10多年的历史,在中国很多三甲医院也能做。但有一点要注意,它必须针对特定人群,即BRCA基因检测阳性、有家族病史、恐惧乳腺癌发生且有足够经济实力的女性。

我并不提倡中国的女性效仿朱莉。目前我国医学界对基因检测的看法不一,在临床上大部分医生都还只是把它当作一种参考,而不是诊断依据。现在我们完全可以做到早发现、早治疗乳腺癌,临床治愈率也较高。所以在没有病变的情况下,进行损毁性手术并不可取。

乳腺切除术 ≠ 切乳术

术后,朱莉的乳房看起来依然饱满如初,为什么

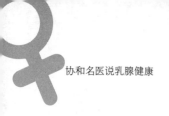

呢？因为乳腺切除术只是将乳腺与胸肌及其筋膜剥离，而不是完整地切除整个乳房。所以，手术剥离乳房中的乳腺组织后，再加入一定填充物就可以保住乳房原有的形状。

切乳腺和切乳房的区别好比一个是去瓤留皮，一个是连皮带瓤都去了，它们并非一回事。

乳腺切除术并不能把患病风险降为零

乳腺是乳房中分泌乳汁的腺体，切除乳腺后乳房将不会再泌乳，所以乳腺切除术一定要在没有生育要求后进行。朱莉的乳腺切除术把患乳腺癌的风险降到了5%，这意味着，就算切了乳腺之后依然有5%的患乳腺癌的可能。乳腺仅仅是受体，切掉乳腺这个靶器官并非意味着一劳永逸。

"第三代试管婴儿"，可从源头防控遗传病

王女士担心自己的病会遗传给女儿，甚至遗传给还没有出生的外孙女。其实，辅助生殖技术的发展，已经可以阻断代际遗传了。若携带有变异的BRCA基因，王女士的女儿可以考虑用辅助生殖技术助孕。胚胎植入前进行遗传学诊断，可从源头防控肿瘤和遗传病。

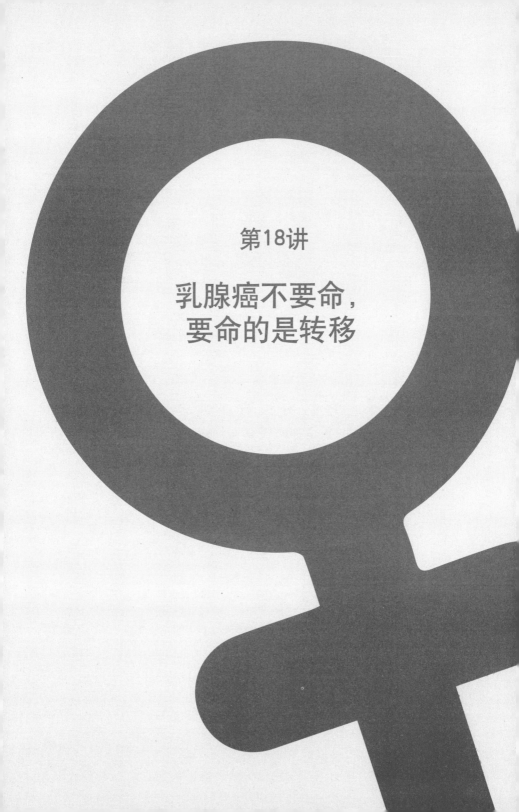

第18讲

乳腺癌不要命，
要命的是转移

门诊故事18："发生了脑转移，我是不是在劫难逃了？"

大约就在2个月前，孔瑜觉得自己的平衡感好像出了问题，好几次因重心不稳而摔倒。以前她小跑很自然，可是最近她连快走几步都觉得随时要摔倒一样。这到底是怎么了？

两年前，孔瑜被发现患有乳腺癌，随即通过手术切掉乳房，并接受了化疗、放疗。之后，她持续定期复

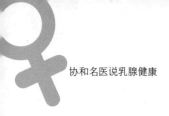

查，各项指标一直都很正常，这让孔瑜一直紧绷的心稍稍放松了些。这次突然而至的失衡感，并没有让孔瑜把它和乳腺癌联系在一起，她就是觉得有点儿不对劲儿。

再后来，她有了严重的偏头痛，偶尔还想呕吐。她这才赶紧去医院做检查。一查，果然查出了问题——乳腺癌复发，癌细胞已转移到了脑部。肿瘤压迫中枢神经，可导致机体平衡感变差。孔瑜因此常常感觉重心不稳，走路容易跌倒。此外，随着脑内压上升，孔瑜开始有了头痛、呕吐、恶心、无法进食的症状。

发生了癌细胞脑转移的孔瑜觉得自己这次在劫难逃了，但我们并没有放弃她。针对脑转移的治疗手段不仅有全脑放疗，还有立体定向放疗、手术、全身治疗。针对孔瑜的情况，我们选择了全脑放疗。经过几次治疗之后，她的失衡感有了改善，偏头痛也逐渐消失。

相较原发肿瘤，癌细胞转移确实更危险

导致乳腺癌患者死亡最主要的原因并非原发的肿瘤，而是肿瘤复发产生的远处转移。一旦发生复发和转移，将给生命带来很大威胁。当乳腺癌组织侵犯了脉管，癌细胞进入血循环，就可以随着血液在身体内流动继而进入机体的其他器官。当机体抵抗力下降的时候，肿瘤细胞就可能迅速在新的器官繁殖，这也就是我们所说的出现了转移。乳腺癌易转移器官的排序依次是骨、肺、肝、脑。

越早发现转移，治疗效果越好。当无故发生头痛、呕吐、视力模糊等情况，要及早意识到有没有脑转移的可能，争取早期检查、早期治疗。一旦发生脑转移，患者的生存确实将受到很大的影响，生死难卜！当然也不要因此就放弃希望，要争取与医生配合，制订最佳的治疗方案，与死神赛跑。

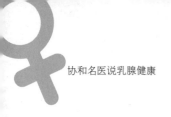
乳腺癌不能"一切了之"

"一切了之"是乳腺癌治疗上一个最大的认识误区。乳腺癌并非单纯的乳腺局部疾病，而是一种全身性疾病。肿瘤细胞在早期便可能随着血液或淋巴液到达全身各个器官，单纯的局部治疗（手术）远远不足以解决所有问题。完整的乳腺癌治疗应是一个综合的治疗体系。相比较局部治疗（手术、放疗）外，全身治疗（化疗、内分泌治疗、靶向治疗）对降低乳腺癌的转移和复发更为重要。

术后1～3年复发风险最高

不同的个体，不同类型的乳腺癌，预后相差甚远。乳腺癌复发的危险因素包括肿瘤分期较晚、淋巴结转移个数较多、肿瘤恶性程度较高（像低分化癌）、雌激素受体阴性（像三阴癌）、HER2高表达、年龄低于35岁

等。在这些情况下，乳腺癌更容易复发和转移。目前，
我国乳腺癌患者的总体复发率高于40%，而术后5年内
是复发高危险期，术后1～3年复发风险最高。一旦出现
复发或转移，治疗难度将大大增加，将直接威胁生命。

乳腺癌怎么分级

根据癌细胞活跃程度不一样，乳腺癌可分成一级、
二级、三级。一级肿瘤细胞分化得相对比较好，患者预
后也相对较好；二级介于一级和三级之间；三级意味着
肿瘤细胞形态与正常细胞相差较大，即分化差，且增殖
能力特别强，预后效果较差。临床分期可分为一期、
二期、三期、四期。一期、二期为早期乳腺癌。三期
为局部晚期。四期意味着乳腺癌已经有广泛的转移，即
为晚期。

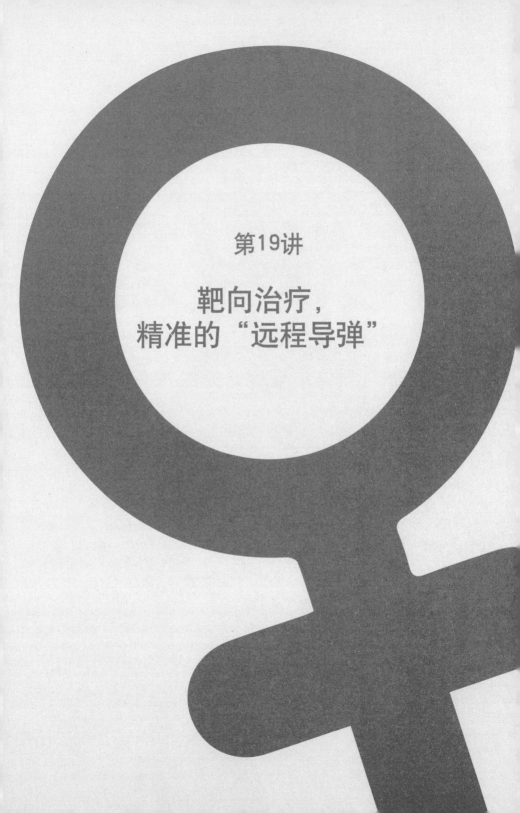

第19讲

靼向治疗，
精准的"远程导弹"

门诊故事19："HER2阳性乳腺癌，意味着没救了？"

　　贾女士的乳腺癌是在3年前被发现的。当时她发现左侧乳房出现一些皱褶，隐隐地还能摸到一个小小的肿块，但她并没有在意。半年后，在一次体检中，她被高度怀疑患有乳腺癌，后来被确诊患有HER2阳性乳腺癌。

　　这个结果，让贾女士难以接受。她一向很健康，

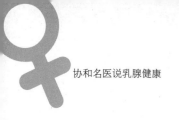
而且也没有家族病史，还生育过、哺乳过，怎么就患上了乳腺癌，而且还是更为凶险的HER2阳性。

在中国，每10名乳腺癌患者中有2～3名为HER2阳性乳腺癌患者。HER2阳性意味着肿瘤细胞恶性程度更高、疾病进展速度更快、更易发生转移和复发，且预后不佳。

为了防堵癌细胞蔓延，贾女士接受了左侧乳房切除手术，术后接受了双靶向治疗，她目前情况还比较稳定。

生病后，她的情绪起伏很大，开始时不能接受、十分愤怒，甚至有了轻生的念头，但是现在的她慢慢接受了这个现实，并能积极配合治疗。现在，她体会到了更多的爱，这让她更加珍惜生命，更爱自己，更爱身边的人。

乳腺癌确诊报告中常见的三个术语

HR

指的是激素受体，包括雌激素（ER）和孕激素（PR）。HR阳性表示激素依赖性乳腺癌，这样的患者适合内分泌治疗。

HER2

HER2即"人表皮生长因子受体2"，是目前针对乳腺癌的一个有效靶点。HER2在调控细胞的增殖、生长和分化中起重要作用。在HER2阳性乳腺癌中，肿瘤细胞表面HER2蛋白质数量增多的情况被称为"HER2阳性"。这意味着患者存活的时间较短、更容易复发以及治疗效果较差等。HER2阳性乳腺癌患者，往往应考虑用靶向药。

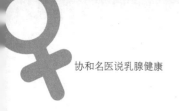

三阴性乳腺癌

指的是上面提到的雌激素、孕激素受体及HER2均为阴性的乳腺癌，对常见的内分泌治疗和靶向治疗不敏感，预后较其他类型差。治疗上，一般以化疗为主。

精准的靶向治疗

一旦确诊患有乳腺癌，可以做HER2检测以排查恶化速度更快的癌症，这也是国外乳腺癌患者治疗更合理、生存质量更高的重要原因。做了这个检测，就能区分HER2阳性乳腺癌和普通乳腺癌。医生才能据此判定患者该采用哪种治疗方案。

HER2阳性的乳腺癌患者，可以考虑应用靶向药。众所周知，化疗等治疗会引起脱发、呕吐、骨髓抑制等一系列恼人的副作用。究其原因，是因为化疗是地毯式轰炸，"杀敌一千，自损八百"，在杀灭癌细胞的同时也损伤了部分正常的细胞。

而靶向治疗是一种基于细胞分子水分的治疗手段，可以理解为对"基因"下药，是精准的个性化治疗。它能够识别肿瘤细胞特有的基因变异，针对已经明确的致癌位点，使用不同的靶向药物来阻断肿瘤细胞繁殖、生长的信号传导通路，从而杀死癌细胞。

关于乳腺癌治疗的三大误区

误区一：得了乳腺癌就要全部切除乳房

乳腺癌治疗方式多种多样，超过一半的患者可以接受保乳治疗。就算需要切除乳房，也不一定要全部切除。现在有很多可以保全乳房外观的手术手段。

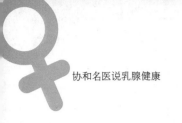

误区二：乳腺癌不可治愈

如果能早期发现、及时治疗，90%以上的乳腺癌患者能够痊愈。乳腺癌的治疗手段日新月异，只要能尽早发现，患上乳腺癌并不等于生命的终结。

误区三：只要得了乳腺癌，治疗方案都是一样的

当前，乳腺癌的治疗方法以手术切除为主，辅助放疗、化疗、内分泌治疗、靶向治疗等多种治疗形式。医生一般先通过影像学检查给患者做一个初步判断，再进行病理学检查，得到病理学检查结果之后，再进行分级，最后根据免疫组化决定治疗顺序。

乳腺癌的治疗强调"全程、全方位、个体化"理念

爱美之心，人皆有之。对女性患者来说，人文关怀

是乳腺癌诊疗中不可忽视的一个重要部分。现在的乳腺癌治疗绝不是"一切了之"。目前乳腺癌的临床治疗手段除了手术，还包括化疗、放疗、内分泌治疗、靶向治疗等。临床上，医生会根据病人的具体情况制订个性化的治疗方案。

乳腺癌的治疗强调的是"全程、全方位、个体化"理念，覆盖乳腺癌的早期预防、筛查及诊疗，再到预后恢复，同时推行"单病种、跨学科"理念，构建由乳腺癌治疗为主的心血管管理、精神健康管理、内分泌管理等横向跨领域的健康管理模式，旨在帮助患者提前规避相关风险、改善预后、提升乳腺癌治疗效果，并最大限度地减少疾病可能带给患者的各种负面影响，提升患者的整体生活品质。

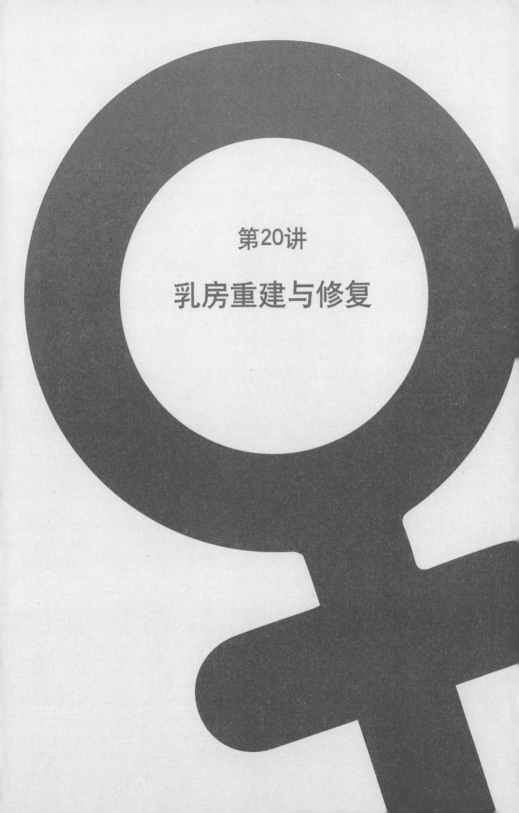

第20讲

乳房重建与修复

门诊故事20："我的身体虽有残缺，但我的爱情没有残缺"

不久前，一位患者突然现身，给我送来一面锦旗。每每收到锦旗，我内心都有别样的激动。这不仅是对我一点一滴付出的认可和肯定，更是一种莫大的鞭策，将激励我继续以专业的技术、贴心的服务造福更多患者。

这位患者51岁，已婚已育。两年前，她自检时发现左乳外侧有包块，不伴疼痛，活动度好，不伴红肿、发

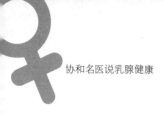
热等不适，随即就诊于当地医院。经彩超检查，医生考虑乳腺肿物，建议手术，但这位患者心中有顾虑，并未接受治疗。

后来，她辗转来到我这里就诊。经检查，我考虑是乳腺癌，建议她住院、准备手术。后来我为她实施了左乳癌改良根治术。手术十分顺利，术中出血约380mL。她术后恢复良好，不久就出院了。

令我印象深刻的是，在整个治疗过程中，她的丈夫都陪伴左右，总是轻言细语，偶尔开开玩笑想让她忘记病痛，总让她笑个不停。虽是50多岁的女人了，但她一直被爱情滋润着，看起来很年轻。当我建议她接受左乳癌改良根治术时，她万般不愿意。但她的丈夫对她说了一句十分动听的情话："你就算没有乳房，在我眼里也是最漂亮的娘子。"

后来她积极配合治疗，恢复得不错，她丈夫功不可没。

作为一名乳腺科大夫，我见了太多因为患有乳腺疾病被丈夫嫌弃的女性。当失去乳房，只有残缺的身体时，爱情可能也残缺了。

这个曾经的患者给我送来锦旗的时候，脸上洋溢着大病初愈的喜悦。她说她正在考虑乳房重建。而这时，她的丈夫依然陪伴在她左右，帮她提着包，手里拿着她的水杯。

他说她依然是他的女王！

能保乳就保乳

目前乳腺癌切除手术存在过度治疗的现象。很多患者认为切除手术才是根治性的治疗手段，切了才放心。实际上，对于部分乳腺癌，特别是早期单发且直径在3厘米内的肿瘤，单纯切除肿瘤，加上合理的术后放疗、

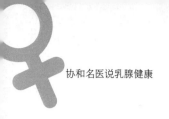

化疗、内分泌治疗、靶向治疗等辅助治疗，保住整个乳房在临床上是行之有效的。长期的随访数据显示，无论局部复发率还是远处转移率，保乳术和切乳术的效果并无差别。也就是说，保乳术让女性在保命的同时也可保美，从而可保证今后的生活质量。但是，保乳手术不是美容手术，首先要做的是保证肿块完整切除，因此该切多少就切多少。虽然要兼顾外观美，但这肯定不是手术的主要目的。手术的主要目的还是把肿瘤切干净，保证患者的生存率。

乳房再造的时机与方法，听医生的

乳腺癌患者最初关注的是肿瘤治疗，在治疗结束后，才会关注形体上的缺陷。乳房再造是通过一系列手术方式，帮助失去乳房的患者再造一个新乳房。

乳房再造有两种方法，一种是即刻再造，一种是延

迟再造。乳房再造的最佳时机是即刻再造。切除乳腺癌
同时进行乳房再造的手术，通常由乳腺肿瘤外科医生与
整形外科医生联合实施。即刻乳房再造不仅可以省去很
多费用，还能获得更好的整形效果，同时能使患者免受
缺失乳房的心理创伤。

乳房再造术分为自体组织移植、假体植入以及自体
组织移植和假体植入相结合三种手术方式。自体脂肪修
复是把人体肥胖部位的多余皮下脂肪细胞吸出来，通过
处理植入乳房内。从安全性和整形效果来看，自体脂肪
是比较好的选择。

许多因素都会影响乳房再造的方法，比如对侧乳
房的大小、形状，本人的选择（假体或自体组织）等，
乳腺癌根治后的情况（如局部皮肤松弛度、胸肌是否保
留、是否进行过放疗、全身状况等）都会影响乳房再造
的情况。

因此，采用何种方法进行乳房再造，需要医生与患

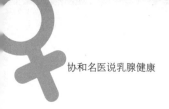
者共同讨论决定。

身体残缺时，爱情更不应缺席

美好的爱情有益于身心健康。美国加利福尼亚大学曾有研究表明，人在接吻时，脉搏跳动每分钟可增至150次，血压可上升至180mmHg，大脑会分泌幸福荷尔蒙。当面临疾病的袭击时，爱情更显得弥足珍贵。乳房与性更有着千丝万缕的联系。

对于接受了乳房切除术的患者，乳房缺失不仅影响她们的外在形象，而且也会让她们觉得自己失去了作为一个女性的重要特征，从而在亲密关系中丧失安全感。这时，爱人的不离不弃可大大缓解病人的自卑与焦虑。

关爱乳房的25条建议

1.从心里享受做女人

美国最负盛名的心理治疗专家露易丝•海在《生命的重建》一书中提到，任何一种身体的病症都对应着一种心理问题。比如，偏头疼是那些力求完美的人给自己施加了强大压力造成的，后背痛源于内疚，哮喘源于窒息的爱，而乳腺疾病很可能源于女人对自己身份的不认同，在生活中无法享受做女人的快乐。想要拥有健康的乳房，需要我们能做快乐的自己，能真正学会享受性，享受做妈妈，享受哺乳，享受被宠爱。

2.不要经常以快餐充饥

快餐食品一般含有大量脂肪。摄入过多高脂肪食物会使体内脂肪骤增，而脂肪组织产生的芳香化酶会将雄激素转化为雌激素，从而导致雌激素水平高于正常水

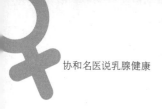

平。乳腺癌的产生跟体内高雌激素水平呈正相关关系。

3.均衡饮食

多吃蔬菜、水果可降低患乳腺癌的风险。所以建议每日饮食至少有1/3的食物必须是蔬菜、水果，1/3的食物是瘦肉和禽类，1/3的食物是鱼类以及低脂肪的奶制品。这些食物可以发挥不同的作用：有些可分解肿瘤组织，有些能清除细胞中的致癌物，而有些则可影响荷尔蒙的分泌。

4.经常把大豆请上你的餐桌

大豆含有一种被称为异黄酮的物质，可以减少强有力的雌激素的活动空间，因此那些总是担心自己会患乳腺癌的女性，不妨经常食用一些大豆类食品。相关研究表明，大豆类食品食用量高的女性乳腺癌发生率是大豆类食品食用量低的女性乳腺癌发生率的一半。

5.少吃烧烤、油炸食品

经高温烧烤和油炸的食物会产生一种名叫HCA的致癌物，大量吃这样的食物会使乳腺癌的患病率增加4.6倍。当油脂落在火焰或烧热的木炭上时会产生致癌物，致癌物随后会附着在食物上。蒸、煮、炖、焖的食物才是安全的选择。

6.少喝可乐和咖啡

若你有乳房肿块，当你喝了可乐或吃了巧克力等含咖啡因的食品时，你有没有发现乳房肿块会有所增大？这样的现象证明你是对咖啡因非常敏感的人。要想远离乳腺疾病，就得与此类食物说再见。

7.尽量吃有机食品

乳腺癌的高发，可能与环境雌激素及雌激素类药物滥用有一定关系。一些果农、菜农、养殖户可能会利用

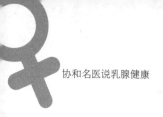

激素催熟水果、蔬菜和禽类。长时间食用这些食物，外源性激素就会通过微循环造成体内雌激素、孕激素代谢紊乱，诱发乳腺疾病。

8.不要乱吃保健品、乱用化妆品

富含雌激素的保健品和品质不过关的丰乳霜、化妆品等，也因为含有大量雌激素而可能增加乳腺发生病变的危险性。

9.不要抽烟

不要觉得这是老生常谈。研究发现，烟民患乳腺癌的风险比不抽烟者高30%。而在青春期就开始吸烟的女性与不吸烟的女性相比，日后患乳腺癌的概率更高。这是因为乳腺细胞在青春期时处于较旺盛的发育阶段，这一时期的乳腺细胞对烟草中的致癌物质最为敏感，极易受到影响。

10.少喝酒

烟和酒好像总是惹是生非的"双胞胎"。不仅要少抽烟甚至不抽烟，也要少喝酒。如果要喝酒，每天也不要超过一杯。喝得比这多，就会影响肝脏代谢雌激素的能力，从而可能增加15%~35%患乳腺癌的风险。

11.保持合适的体重

肥胖不只会给你带来心血管病，女性患乳腺癌的风险也会随着腰臀比的增大而增高。

12.设法降低胰岛素水平

胰岛素不仅有助于调节血糖，也会刺激细胞生长，甚至是癌细胞。健康的胰岛素水平有助于身体健康。

因此，一定要少吃糖。这里的糖主要指添加糖，即人工加入到食品中的糖，主要包括单糖和双糖，如蔗糖、果糖、葡萄糖、果葡糖浆等。

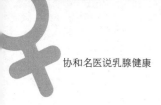

13.不要经常熬夜

最新研究发现，熬夜是乳腺癌的"头号危险因素"：女性连续3年定期上夜班，患乳腺癌的概率将比一般女性高40%。这个数字足以让那些喜欢颠倒生物钟的人感到吃惊。熬夜会干扰褪黑素的释放，使雌激素上升，而雌激素上升是乳腺癌的诱因之一。

14.多给自己减减压

我们每个人的身体里都有一支威力强大、反应灵敏、分工精细而又会协同作战的精锐防卫部队——免疫系统，它就像电脑里的杀毒软件一样，具有及时"识毒""杀毒"的高超技能。医学研究发现，精神上的压力会干扰免疫系统的正常机能，降低它防御外来病毒及自体细胞癌变的敏感度，癌症的发生率会因此大大提高。

15.不要过度防晒

相关研究表明，生活在阳光充足地区的女性得乳腺癌的概率远小于那些生活在阳光稀少地区的女性。晒太阳有助于人体内维生素D的合成，从而可有效防止乳腺癌。而在中医看来，整天闭门不出，不晒太阳，会使体内阳气不足，导致血脉瘀滞，瘀滞到哪儿哪儿就发病。

16.乳房最需要性高潮

忙碌时，你最常忽视的是性？你的乳房可不会答应！众所周知，乳房是女人的第二大性器官，性生活会让乳房经历充血、肿胀及消退的周期性变化，而这种变化有利于乳房血液循环，从而有利于乳腺健康。

17.适时婚育

生育会让你的乳房发生一系列变化，如果不适时婚育，恐怕对乳腺不利。来自上海市疾病预防控制中心的

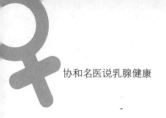

相关报告称，针对上海市3452个病例及对照组3474人的调查研究发现，月经初潮早、未经产、初次活产年龄大是上海女性罹患乳腺癌的危险因素。

18.不要轻易进行人工流产

要享受性，但对于避孕也不能掉以轻心，因为一次人流就可使乳房患病概率增加10%。怀孕后，胚胎绒毛分泌的雌激素和孕激素迅速增长，会刺激乳腺增生。若这时人工终止妊娠，增生的乳腺组织就不易萎缩，很容易导致乳腺肿块和乳腺疼痛。

19.不要拒绝哺乳

哺乳不仅仅是为了孩子的健康，也是为了母亲的健康。哺乳是上天赐予女人的对乳腺功能的一种生理调节机制。如果"逆天而行"，必然要付出些什么！研究表明，哪怕仅仅哺乳几个月的女性，患乳腺癌的概率也会大大小于从未哺乳的女性。而且，吃母乳的女婴日后患乳腺癌的概率也远远小于没有吃过母乳的女婴。

20.乳房也需要你的亲密"爱抚"

将一只手的食指、中指、无名指并拢，放在乳房上，以乳头为中心，顺时针由乳房外缘向内侧画圈，对侧同样操作，可以促进乳房部位的血液循环，增加乳房的营养供给，且有利于雌激素分泌。

21.戴合适的胸罩

文胸要有一定的包容性，才能有效地给予乳房以健康的托力。无论选择什么样的文胸，乳罩必须与乳房圆周很好地吻合。乳罩一旦与乳房不吻合，就会伤害到乳房。从怀孕期开始，乳房会不断增大。这时，要根据胸部变化及时更换文胸。而适合哺乳期的文胸，不宜过紧，且乳罩下部要厚一点，以便支撑乳房。文胸的材料也非常重要，推荐选用针织、全棉的文胸。

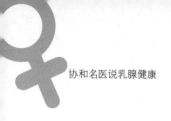

22.拒绝用错误的方式为罩杯升级

没有女人不希望自己胸前风景别致。不过，丰胸要靠坚持不懈的运动和食疗。丰胸术暗含风险，从长远来看，会给身体埋下一颗随时都会爆炸的"地雷"。美体内衣对身体的"压迫"，会让你苦不堪言。长期使用含有激素的丰乳膏丰胸，同样弊大于利!

23.经常运动

经常运动可以帮助你维持正常体重，而不那么肥胖意味着低荷尔蒙水平，意味着较低的不正常乳腺细胞的生长机会。研究表明，锻炼可增加人体的免疫力，能帮助你阻击病毒、细菌以及试图在你的乳房或淋巴结设下病灶的凶险变态的癌细胞。所以，一定要养成运动的习惯。

24.了解自己的Family Tree

我们每个人都是一株庞大的**Family Tree**上伸出的

一个枝丫，主干的健康状况会在不同程度上影响我们的未来。在评估自己是否有患乳腺癌的风险时，别忘了将父亲一方家人的健康状况也考虑进来。乳腺癌的遗传因子BRCA1和BRCA2在男性身上也会存在。如果你的父亲（男性乳腺癌发病率约为1/100000）或姑姑患有乳腺癌，那你的风险比一般人要高出不少。

25.尽量避免荷尔蒙替代疗法

临近更年期，是否补充雌激素，一定要由医生说了算，不能自行决定。滥补雌激素可能增加患乳腺癌的风险。遭遇更年期症状，应与医生商谈如何选择较低风险的治疗方法。

目　录

一、妇科健康

二、乳腺健康

一、妇科健康

1.经期洗澡要注意方式方法

月经期可以洗澡，但采用的洗澡方式关系到女性日常健康，一定要采用适当的、科学的方式洗澡。一般认为可采用淋浴或擦浴，要避免坐浴或盆浴。月经期女性子宫内膜脱落，宫腔留有创面；宫颈黏液被经血冲出，宫颈口微微张开；阴道内停留的经血是细菌的良好培养基，以上均可导致女性局部的保护性屏障作用暂时遭到破坏，再加上月经期全身抵抗力下降，坐浴或盆浴很容易使污染的水及阴道中的细菌上行进入子宫腔内，从而导致生殖器官发炎。

女性经期身体会有异味，要加强清洁，采用淋浴或擦浴是可行的，可避免感染。在公共浴室洗澡，要注意衣服摆放，不要乱放衣物，以免交叉感染。更不要与其他人换穿及混放衣服，尤其是内衣。清洗阴部的盆、毛巾一定要专用，毛巾要定期高温消毒，防止发生感染。经期尽量不要洗头，如果要洗尽量在中午洗，洗完后一定要立即吹干。

2.经期避免洗冷水澡

洗冷水澡时，水温过低，人体会感到寒冷，从而产生一系列应激反应，如心跳加快、血压升高、肌肉收缩、神经紧张等，不但不能消除疲劳，还易引起感冒，应尽量避免。女性因特殊的生理原因，特别是在月经期、哺乳期和怀孕期，遇到冷水的刺激易发生内分泌失调、闭经及腹痛，而且许多细菌会趁机进入阴道引发阴道炎等妇科疾病，严重的可影响怀孕及生理健康。体质较差的女性尤其不能用冷水洗澡，否则冷的刺激会导致抵抗力本来就较差的身体发生各种疾病。但长期坚持用冷水洗脸可促进血液循环，起到预防感冒、鼻炎等的作用，还可使皮肤变得更有光泽、更有弹性。

3.经期护肤要注意

女性的皮肤变化与其特有的月经周期有关，女性护肤要遵循生理周期的规律。由于月经期体内的激素发生了改变，皮肤易发生很大变化，如主要表现为皮肤油腻，毛孔粗大，出现散在的粉刺、痤疮及毛囊炎，皮肤毛细血管明显，皮肤因敏感性增强而容易出现过敏反应，皮肤易受紫外线影响，经常出现黑眼圈等，这些通常在经期过后可自然消失。

在经期前1～2天，皮脂腺的分泌比较旺盛，导致油脂过多、头油较重、肌肤失去透明感且容易长粉刺，此时的护肤程序要简单一些，护肤品要减少一些。

月经期间每日可用温水清洁皮肤2～3次，可适当地用一些清洁霜，应避免使用过多的化妆品，尽量使用不易导致过敏反应的或平时使用过而无过敏反应的化妆品，可适当按摩皮肤尤其是眼圈周围皮肤以消除黑眼圈，可使用防晒和祛斑品。月经期间还应保证均衡的饮食，多饮水，以补充体内的营养和血容量，同时需保持稳定的情绪和良好的心境，以减轻月经期间皮肤的不良变化。

在经期结束后的10天内，体内雌激素分泌较旺盛，肌肤新陈代谢加快、易吸收养分，应给予肌肤更深层的滋润，可使用高品质的营养品。

4.适当补铁

铁是人体必需的微量元素，在人体内的含量虽少，但其功能却非常重要，不仅参与血红蛋白及许多重要酶的合成，而且对免疫、智力、抗衰老及能量代谢等都有重要作用。一旦缺铁，人体骨髓制造出来的红细胞就会减少，而其携带氧气的能力也会下降。许多女性在月经期会出现经期延长或经量增加的现象，可能因失血增多而引起缺铁性贫血，出现不同程度的全身疲乏无力、呼吸困难、面色苍白、嗜睡等症状。因此，女性在月经期应适当多摄入一些含铁丰富的食物，如动物血、动物肝脏、畜禽肉类、鱼类等动物性食物，及黑木耳、海带、芝麻、大豆、菠菜等植物性食物。要以动物性食物为首选，因为动物性食物中的铁成分生物活性较大，易被人体吸收利用，而植物性食物中的铁吸收率较低。

5.适当补钙

女性对钙质的需求量与卵巢的活动有关，在月经来潮前一周，因血钙降低，女性有紧张、易怒、情绪低落、沮丧等现象。在月经开始来潮时，血钙降至更低，经常造成子宫壁肌肉痉挛。若不能固定服用钙片，此情形可能会从月经来潮前一周，持续至月经完全结束。如果只是轻微的抽筋，可以间断地服用钙片，直到不再抽筋为止。此种月经性抽筋，通常会在半小时内停止，所以女性一定不能忽视补钙的重要性和必要性。

6.经期不宜吃得太咸

女性在月经来潮之前，因孕激素增多，容易发生水肿、头痛、情绪激动、易怒等现象，而吃盐过多会使体内盐分和水分储量增多。在月经来潮前10天应开始吃低盐食物，忌食过咸的食物，以避免体内盐分和水分储量增多而出现上述症状。经期前易出现下腹部或下肢水肿现象者，最好限制盐分的摄取，避免食用过咸的食物，如腌制、烟熏食物；可以多进食红豆薏米汤，因红豆富含铁质又有利尿功能，而薏米则有利湿的作用。

7.哺乳期注意避孕

哺乳期应该避孕。哺乳期或产后半年内应该采用外用避孕的方法，最好使用安全套避孕。在哺乳期，卵巢功能可能在恢复当中，有时会出现不规则排卵，所以哺乳期间并非绝对不能妊娠。

8.务必选择适合的避孕方法

避孕方法的好与不好完全因人而异，适合于

自己的就是最好的。为什么这么说呢？因为避孕对每对夫妇来说都是非常私密的事情，如何避孕完全可根据个人需要而定，外人其实是不应干涉的。具体来说，由于每对夫妇年龄不同、身体状况不同、生育计划不同、工作及生活环境不同，避孕方式没有统一模式。

从避孕成功率的角度来看，更推荐LARC（Long-Acting Reversible Contraception）避孕法，如宫内节育器、皮埋、绝育等。口服避孕药物、放置宫内节育器、使用避孕套都是成功率很高的避孕方法，成功率可达95%以上，也都是目前使用非常普遍的避孕措施。安全期避孕法的效果由于容易受种种因素影响，所以不提倡。

从医学安全的角度来看，当然推荐使用宫内节育器（上环）和安全套，这两种方法均属于物理性避孕方法，一般不会影响内分泌功能，所以较为安全。

口服避孕药是使用雌激素、孕激素来调整女性下丘脑—垂体—卵巢轴，以抑制排卵为主，排除禁忌证的情况下，是一种很好的避孕方法，并有许多额外的非避孕功用，如减少月经量、控制痛经、减轻痤疮、缓解经前期综合征等。

从操作方便的角度来看，使宫内节育器较为方便，只是要经历一次小手术。

事后吃避孕药也是比较简单的避孕措施，但不鼓励经常使用，最好做好日常的避孕。

总之，各种避孕方法各有利弊，可以咨询医生，选择最适合自己的避孕方法。

9.人工流产后要注意避孕

子宫在遭受强行终止妊娠后，必须有一个休养的过程，因为内分泌系统需要重新调整节奏、恢复常态，卵巢的排卵功能有时也会发生一过性无序，子宫内膜更是需要重新生长、修复，以及激素的周期性滋润。如果短期内反复妊娠，对女性生殖器官可以说是一种毁灭性的摧残，不仅可以造成女性生殖能力的减弱甚至丧失，还会导致内分泌功能失调，甚至卵巢功能早衰。所以人工流产后子宫的恢复非常重要，不仅要防止感染的发生，更要防止短期内再次妊娠。刮宫术后当天就可以使用短效口服避孕药，不仅可以预防非意愿性妊娠，也有助于子宫内膜的修复，减少宫腔粘连的发生。

一般人工流产后至少要保证4个月经周期的恢复时间，所以在这段时间内要采取避孕措施。

人工流产后出血未净时不能同房。人工流产后一个月内最好不同房或少同房，一旦同房也需使用安全套，这既可以避孕，又可以防止细菌感染。人工流产后几个月内最好使用安全套避孕，也可以口服避孕药。

10.患病期间注意避孕

疾病的急性发作期间以不同房为好，特别是心脏病患者，有利于疾病的恢复。

疾病治疗期间，可能会服药，所以最好使用避孕套，不建议用口服避孕药，因为药量过大会增加肝脏和肾脏的负担，容易造成肝肾功能损伤。

患妇科疾病的女性，建议使用避孕套。如月经周期不规律，很难确定排卵日期，则不能用安全期避孕法。若有妇科炎症，用避孕套可防止细菌的传播。

月经过少或闭经时，不建议口服避孕药，否则可能会加重病情。

患性传播疾病的女性，如梅毒、淋病、艾滋病等，如果要同房必须使对方知晓自己的病情并使用避孕套，这不仅是为了自身的安全，也是为了他人的安全。

11.切忌使用体外排精避孕法

可以肯定地回答：这个方法完全不可靠。有些夫妻为了图省事，采用体外排精的方式来避孕。从理论上讲，这似乎说得过去，只要精子不进入女性体内，女性就不会受孕。但实际操作并不简单，一旦排精时机掌握有误，极少量的精液进入阴道内也可能导致妊娠。

所以，不要用体外排精的方式来避孕。

12.请正确服用避孕药

是药物就有具体的用药方法。避孕药与女性的月经周期关系密切，更要注意用药方法。紧急避孕药应在同房后72小时内服用，用药越及时，避孕效果越好。另外，用药前要仔细阅读用药说明书。不同的避孕药，服用方法会有差异，错误用药可能造成避孕失败，所以用药时一定要注意。

选择药物还要注意药物的有效期，千万不能服用过期药物。

此外，服用避孕药应注意以下问题。

（1）使用时机要把握好。比如紧急避孕药，如果提前使用或推迟太长时间使用都不会起到避孕作用。有些人随意地吃一次，就认为可以无节制地进行性生活了，这是不对的。实际上，紧急避孕药在体内的作用时间只有3天，过了这段时间就失效了。

（2）身体有一些特殊情况时也会影响避孕药的药效，如感冒、发热、腹泻等都会使避孕药的药效下降。服药后发生呕吐，应该加服一次。

（3）一些药物与避孕药同时服用会产生相互作用，从而出现明显的不良反应，所以服用避孕药之前必须仔细阅读使用说明。

13.少喝浓茶、咖啡及含气饮料

浓茶和咖啡中的咖啡因含量很高，可刺激神经和心血管，容易导致痛经、经期延长、经血过多等症状。同时，茶中的鞣酸在肠道与食物中的铁结合，会发生沉淀，影响铁质吸收，引起贫血。不少喜欢喝含气饮料的女性在月经期会出现疲乏无力和精神不振的现象，这是铁质缺乏的表现。含气饮料多含磷酸盐，可同体内铁质产生化学反应，使铁质难以吸收。另外，饮料中的碳酸氢钠会中和胃液，可降低胃酸的消化能力和杀菌作用，并且影响食欲。因此，女性最好少喝浓茶、咖啡及含气饮料。

14.经期不宜饮酒

月经期间女性体内激素水平会出现较大波动，体内的解酒酶会减少，女性此时饮酒较平时更易醉，且酒精此时给肝脏的负担也会进一步加重。女性此阶段体内分解酶的活动能力也处于较低水平，分解、消化酒精的能力下降，使得酒精难以快速从血液中排泄出去，而滞留在体内转化成有害物质。为清除这些有害物质，肝脏必须不断分解制造酶，负荷比平时相对较大，可能引发肝脏机能障碍。喝酒还会加快人体血液循环，从而可能导致月经量增多。饮冰镇啤酒等则可能引起痛经。因此，女性月经期间尽量少喝酒甚至不喝酒。

15.不宜吸烟

女性的一切生理活动需依靠卵巢分泌的雌激素，而雌激素的合成过程需要一种必不可少的酶——芳香化酶。香烟中的尼古丁类物质是芳香化酶的死敌，对卵巢中的芳香化酶有特异性的抑制作用，可使雌激素的生成减少。

女性缺乏雌激素，就像花朵失去雨露的滋润一样，不仅会使皮肤粗糙、皱纹早现，更为严重的后果是会影响子宫、输卵管等生殖器官正常的生理活动。成年女性吸烟过多可造成月经稀少或闭经，严重的可影响受孕。长期吸烟还会使绝经期提前到来，并使绝经后的骨质疏松情况更加严重。因此，女性最好不要吸烟。

16.适当进行体育运动

凡是身体健康、月经正常的女性，不仅可以而且应该经常锻炼。适量的体育运动对女性的身体有益无害，如体操、乒乓球、太极拳、慢跑、羽毛球等体育活动均有利于血液循环及腹肌、骨盆肌的收缩与放松，可使经血排出更顺利，减轻经期小腹坠胀和腹痛；同时还有助于神经系统的平衡，调整大脑的兴奋和抑制过程，分散注意力，保持精神愉快，减少经期紧张、烦躁等不适感。

但是，经期女性的精力、体力、抗病能力有所降低，不宜从事剧烈的运动，如跳高、跳远、赛跑、投掷、踢足球等，否则可能诱发或加重月经期间的全身不适，甚至引起痛经和月经失调。

经期还应尽量避免可增加腹压的力量性锻炼，否则会引起月经过多或经期延长。

另外，由于经期子宫口处于微开状态，细菌易侵入宫腔，引起各种妇科炎症，因此经期不宜游泳。经期也不宜参加各种比赛，以免因精神过度紧张导致内分泌失调而出现月经紊乱。有严重痛经及生殖器官炎症的女性，经期最好暂停体育运动。

17.经期不宜有性生活

女性到了月经期，全身各部位都会出现一些变化，其中最突出的变化是大脑皮层兴奋度降低，身体的抵抗力比平时差。

另外，在月经期，由于子宫内膜剥脱出血，

子宫腔内表面形成新鲜创面，子宫口也会稍微张开一些，碱性的经血会中和阴道的酸性环境导致阴道酸度降低，从而削弱机体天然屏障功能，致使防御病菌的能力减弱。如果在此种情况下进行性生活，很容易将外阴部的病菌带入阴道、子宫颈及子宫。而经血是细菌等微生物的良好培养基，细菌因此极易生长繁殖，并沿子宫内膜内许多微小伤口和破裂的小血管扩散，以致感染子宫内膜，甚至累及输卵管和盆腔各器官。若输卵管发生炎性粘连，堵塞不通，可造成不孕。发生性冲动时发生的子宫收缩可将子宫内膜碎片挤入盆腔，引起子宫内膜异位症，导致不孕。性交时精子在子宫内膜破损处和溢出的血细胞相遇，可能进入血液，诱发抗精子抗体的产生，从而导致免疫性不孕不育。性交时的兴奋可使女性生殖器充血，导致经血量增多，经期延长。月经分泌物进入男子尿道，可能会引起尿道炎。

因此，为了双方的身体健康和生育健康，不论在什么情况下，经期的性交都应该禁止。

18.经期就医须知

经期除了不适宜做妇科检查和尿检外，同样不适宜做血检、心电图等检查项目，因为此时受激素分泌的影响，难以得到真实的数据。育龄女性在月经前正处于排卵阶段，此时做X射线检查可使卵细胞或受精卵受到损伤，引起胚胎发育不良、畸形、基因突变等，从而造成胎儿出生后先天异常、畸形、智力低下、肢体缺损等。

另外，女性拔牙也一定要避开月经期。在月经期，女性子宫内膜会释放较多的组织激活物质，从而将血液中的纤维蛋白质溶解酶原激活为具有抗凝血作用的纤溶酶，同时体内的血小板数目也会减少，机体凝血能力会随之降低，如果此时进行类似拔牙等创伤性手术，会导致出血较平时手术更多、出血时间更长。女性经期的痛觉神经也比平时敏感，全身抵抗力较弱，此时拔牙可能感觉疼痛加倍。

19.经期切忌乱用药物

月经期间免疫力降到最低，女性容易受到外界细菌的侵袭，服用过多抗生素会破坏阴道正常菌种平衡，可能引起阴道炎、外阴炎等妇科病症。

在月经期间使用补血、活血药物会增加月经的流量，可能会引起经血过多，进而导致贫血，而经期出血也可能影响药物的疗效。

可以服用止痛药来减轻痛经的不适，但建议找妇科医生根据具体情况开药，不要自己随便服用止痛药。

适当服用避孕药可以推迟月经的到来，但此方法不可取，因为避孕药会破坏生殖内分泌的功能与调节之间的固有规律，人为干扰常常会导致月经不调甚至大出血。

许多中药方剂可用于月经不调、痛经的治疗，但中医理论博大精深，如果需要服中药，最好先到专业医院进行诊治，不要自己随便服用。

20.经期要保持外阴清洁

阴道内环境一般偏酸性，可有效抑制细菌生长，但经期阴道内环境偏碱性，对细菌的抵抗力降低，易受感染，且经期阴部容易产生异味。

经期保持外阴清洁十分重要，每晚可用温开水擦洗外阴，但不宜盆浴、坐浴，最好淋浴。在洗澡时顺便用沐浴液清洁阴部而不使用专业的阴道清洁液，或用热水反复清洗阴部会导致阴部pH值增加，从而易引发阴部感染，导致瘙痒等病症。因此，清洗阴部需要选择专业的酸性阴部清洗液，尤其在经期。

经期清洁品主要根据女性的外阴环境进行配方，可除菌止痒，防止女性阴部受到感染，有效维护女性的外阴健康。

除了清洗阴部，还要注意选购柔软、清洁、透气性好的卫生巾。内裤也要勤换勤洗，以减轻血垢对外阴及大腿内侧的刺激，洗后要用开水烫一下，并在太阳下晒干后备用。大便后要从前向后擦拭，以免将脏物带入阴道，引起阴道炎、子宫炎、盆腔炎等。患有手足癣的女性一定要及早治疗，否则易引起真菌性阴道炎。如果出现妇科炎症，在患病期间用过的浴巾、内裤等均应高温消毒后才能再用。

21.正确使用卫生巾、卫生棉条及卫生护垫

女性经血中有丰富的营养物质，易成为细菌大肆滋生的培养基，所以经期一定要勤换卫生巾。

夏天因湿气易在局部聚集而发生过敏，更要注意常常更换，建议每两小时更换一次。拆开卫生巾前务必洗手。慎用药物卫生巾，谨防卫生巾过敏。更换卫生巾时，要注意由前方向后方放入，避免把肛门周围的病菌带入阴道。当卫生巾使外阴产生不适后，应马上停止使用，另选其他品牌。皮肤敏感的人最好少用干爽网面卫生巾而多用棉质网面卫生巾，干爽网面卫生巾吸收快，但棉质网面卫生巾更柔软，对皮肤的刺激更小。

已经有性生活的女性较适合使用卫生棉条，爱好运动（如游泳）的少女也可尝试使用。用卫生棉条时一定要定时更换，使用时间不要超过8小时。晚上睡觉时，只要在睡前换上新的卫生棉条即可，不必午夜起来更换，待早上起床后再进行更换。

在月经的前后两天及旅行、出差等洗浴不便的情况下，卫生护垫是一种方便、实用、清洁的选择。但卫生护垫不宜长时间用，并且一定要选择透气性能好的产品。

22.经期不宜穿紧身内衣裤

女性在经期最好选择松紧适中、透气性好的棉质内衣裤。如果女性在月经期常穿紧身内衣裤，易使经血流出不畅。

紧身内衣裤能使局部毛细血管受压而影响血液循环，并可增加会阴摩擦，从而容易造成会阴充血水肿，甚至引发泌尿生殖系统感染等。穿脱非常紧的内衣裤时会使盆腹腔压力突变，容易造成经血逆流，可能经期腰痛、腹痛等，甚至不孕。

月经期腰、腹部会大量出汗，加上大量经血流出，紧身内衣裤会使女性会阴部的透气性不好，而潮湿的环境可能会造成某些微生物滋生，导致阴道炎甚至盆腔炎的发生。

紧身内衣裤容易使女性会阴部的汗腺分泌受阻，这在月经期则更加明显，如清洁不够可导致细菌大量繁殖，导致毛囊腺炎、阴部疏松结缔组织炎等。

23.要定期进行宫颈防癌检查

发生在女性子宫颈部的宫颈癌，是仅次于乳腺癌的危害女性健康的第二大恶性肿瘤。患者相对较年轻是宫颈癌的最大特点之一。

目前，欧美发达国家晚期宫颈癌患者越来越少，原因有二：一是病因明确，二是宫颈癌筛查系统的建立。已经证实，高危型人乳头瘤病毒（HPV）感染与宫颈癌之间有明确的因果关系。

宫颈癌是一种感染性疾病，而且有比较长的癌前病变过程（5~10年），我们有机会在癌前病变阶段或者癌症早期进行干预和治疗。也就是说，宫颈癌是可以预防、可以治疗甚至可以治愈的肿瘤，关键在于早发现和早治疗。因此，成年女性要定期进行宫颈防癌筛查。

一般认为，女性开始宫颈防癌筛查的时间是首次性生活之后3年左右，但不应晚于21岁。

一般而言，传统巴氏细胞学涂片检查可每年做一次，液基薄层细胞学检查（TCT）可每两年做一次。大于30岁的女性，连续3次宫颈癌筛查正常，之后可2~3年筛查一次。超过65岁的女性，若过去连续三次宫颈癌筛查（最近一次筛查在5年之内）没有发现问题，可停止筛查。但是，之前有过宫颈高级癌前病变者即使超过65岁仍要定期筛查。

24.要定期做妇科检查

定期做妇科检查就是对妇科疾病进行筛查，

意义是可尽早发现癌前病变或早期癌。

在我国，女性生殖器官恶性肿瘤是威胁女性生命最危险的疾病之一。宫颈癌更是居女性生殖器官恶性肿瘤发病率首位，多发生于30～50岁女性。子宫内膜癌及卵巢癌则多发生于中老年女性，特别是绝经前后的女性。

定期进行宫颈筛查，不仅有助于发现宫颈原位癌，还有助于发现宫颈癌前病变。由此，许多宫颈癌得以早期发现和及时治疗，宫颈癌的发病率和死亡率明显下降。

卵巢癌目前仍是妇科恶性肿瘤中致死率最高的恶性肿瘤。大部分患者确诊时已是晚期。提高卵巢癌患者的5年生存率的关键是早期诊断。所以，卵巢癌筛查极为重要。

总之，随着妇科定期普查的推广，晚期妇科恶性肿瘤的发病率逐年下降，早期癌越来越能得到及时诊断和治疗。因此，一定要定期做妇科检查。

25.阴道发生异常出血要注意

子宫及某些功能性卵巢肿瘤可引起阴道异常出血，具体表现为月经过多、月经周期紊乱、不规则阴道出血等。肿瘤引起的阴道出血，病变多在子宫上。恶性子宫颈癌和子宫体癌引起的出血多数没有规律，而良性的子宫肌瘤引起的出血则有的有规律、有的没有规律。如果绝经后出现了阴道出血，要特别警惕，可能是发生了恶性肿瘤，应立即就医。

26.阴道出现异常分泌物要注意

肿瘤坏死、破溃、感染会造成白带异常，如水样、血性、米汤样白带，且常有异常的恶臭味。导致这类症状的常见肿瘤有来自子宫颈、子宫体、输卵管的恶性肿瘤，以及某些黏膜下肌瘤。

27.生殖系统出现肿块要注意

肿块可出现在生殖器官的任何部位。外阴肿物，患者自己可以摸到。医师通过窥器检查可以发现阴道、宫颈等处的肿瘤。通过盆腔检查可发现子宫、卵巢的肿瘤。子宫、卵巢的肿瘤较大时，患者自己可以从腹部摸到。如发现肿块，要尽快就医。

28.出现某些疼痛要注意

一般来说，疼痛并不是妇科肿瘤常见的症状。有些子宫肌瘤可以有经期腹痛。如果卵巢肿瘤发生扭转或破裂，会出现十分剧烈的疼痛。子宫或卵巢的恶性肿瘤，多数在早期没有疼痛症状。如发生持续的腰痛、腹痛，往往是神经受压迫的结果，这表明肿瘤已经发展到了晚期。

当然，阴道发生异常出血、阴道出现异常分泌物、生殖系统出现肿块、发生疼痛只是一般性概括，并不意味着一定是长了肿瘤。一些由于功能失调引起的月经病，同样可以出现各种类型的阴道出血。至于下腹痛，肿瘤只是一个原因，更多是各种急慢性盆腔炎引起的。

二、乳腺健康

29.戴合适的胸罩

文胸要有一定的包容性,才能有效地给予乳房以健康的托力。无论选择什么样的文胸,乳罩必须与乳房圆周很好地吻合。乳罩一旦与乳房不吻合,就会伤害乳房。从怀孕期开始,乳房会不断增大。这时,要根据胸部变化及时更换文胸。而适合哺乳期的文胸,不宜过紧,且乳罩下部要厚一点,以便支撑乳房。文胸的材料也非常重要,推荐针织、全棉文胸。

30.拒绝用错误的方式为罩杯升级

没有女人不希望自己胸前风景别致。不过,丰胸要靠坚持不懈的运动和食疗。丰胸术暗含风险，从长远来看，会给身体埋下一颗随时都会爆炸的"地雷"。美体内衣对身体的"压迫"，会让你苦不堪言。长期使用含有激素的丰乳膏丰胸，同样弊大于利！

31.不要拒绝哺乳

哺乳不仅仅是为了孩子的健康，也是为了母亲的健康。哺乳是上天赐予女性的对乳腺功能的一种生理调节机制。如果"逆天而行"，必然要付出些什么！研究表明，哪怕仅仅哺乳几个月的女性，患乳腺癌的概率也会大大小于从未哺乳的女性。而且，吃母乳的女婴日后患乳腺癌的概率也远远小于没有吃过母乳的女婴。

32.了解自己的Family Tree

我们每个人都是一株庞大的Family Tree上伸出的一个枝丫，主干的健康状况会在不同程度上影响我们的未来。在评估自己是否有患乳腺癌的风险时，别忘了将父亲一方家人的健康状况也考虑进来。乳腺癌的遗传因子BRCA1和BRCA2在男性身上也存在。如果你的父亲（男性乳腺癌发病率约为1/100000）或姑姑患过乳腺癌，那你的相关风险比一般人要高出不少。

33.尽量避免荷尔蒙替代疗法

临近更年期，是否补充雌激素，一定要由医生说了算，不能自行决定。滥补雌激素可能增加患乳腺癌的风险。遭遇更年期症状，应与医生商谈如何选择较低风险的治疗方法。

34.掌握乳房自查的方法

最简单的乳房自查方法是，左手叉腰，用右手食指和中指指腹按顺时针方向检查左侧乳房。手指指腹要与乳腺皮肤平行，轻轻地触按即可，千万不能用手指挤、捏，更不能用力抓，以免将乳腺组织误认为肿块。然后，右手叉腰，用左手食指和中指指腹检查右侧乳房。

一旦发现有肿块，要及时去看医生。最好每

月自己检查一次，一般月经后的7～10天是检查乳房的最佳时间。此时，雌激素对乳腺的影响最小，乳腺处于相对静止状态，乳腺的病变或异常容易被发现。

35.适时婚育、哺乳

乳腺增生与婚育、哺乳紧密相关。若你患有乳腺增生，可能有人会告诉你："不用着急，待孩子出生、开始哺乳后，乳腺增生就会自然痊愈。"妊娠、哺乳是乳腺成熟的关键，是上天赐给女性的对乳腺功能进行生理调节的机制。如果不能适时婚育、哺乳，可能会对乳腺健康不利。

据统计，38岁以上生第一胎且不哺乳的女性最易患乳腺增生。

还有，流产也可能引发乳腺增生。女性怀孕后，胚胎绒毛会大量分泌雌激素和孕激素，从而刺激乳腺增生。若这时人工终止妊娠，增生的乳腺组织就不易萎缩，容易导致乳腺增生的发生。

36.设法降低胰岛素水平

胰岛素不仅有助于调节血糖，也会刺激细胞生长，甚至是癌细胞。健康的胰岛素水平有助于身体健康。

因此，一定要少吃糖。这里的糖主要指添加糖，即人工加入到食品中的糖，主要包括单糖和双糖，如蔗糖、果糖、葡萄糖、果葡糖浆等。

37.不要经常熬夜

研究发现，熬夜是乳腺癌的"头号危险因素"：女性连续3年定期上夜班，患乳腺癌的概率将比一般女性高40%。这个数字足以让那些喜欢颠倒生物钟的人感到吃惊。熬夜会干扰褪黑素的释放，使雌激素上升，而雌激素上升是乳腺癌的诱因之一。

38.多给自己减减压

我们每个人的身体里都有一支威力强大、反应灵敏、分工精细而又能协同作战的精锐防卫部队——免疫系统，它就像电脑里的杀毒软件一样，具有及时"识毒""杀毒"的高超技能。

医学研究发现，精神上的压力会干扰免疫系统的正常机能。

39.注意乳腺癌的高危因素

（1）乳腺癌家族史。

（2）月经初潮发生在12岁之前、月经周期不规律、绝经年龄在55岁以后或行经超过42年。

（3）膳食结构不合理，如高糖、高脂、低纤维饮食。

（4）长期服用雌激素或使用雌激素替代疗法。

（5）肥胖。

（6）未生育或初产年龄大于38岁、产后未哺乳或初次分娩前曾有多次人工流产。

（7）有乳腺良性疾病史，如乳腺增生等。

（8）有放射线暴露史或不良生活方式（如吸烟等）。

40.定期去医院接受乳腺筛查

因为操作上的问题，自查可能很难做到及时发现问题。因此，提倡广大女性朋友不要完全信赖自查，还是应该定期去医院接受早期筛查。乳腺组织脂肪多，非常适合B超检查，而钼靶检查比B超检查更能清晰地显示乳腺各层组织，可观察到小于0.1毫米的微小钙化点及钙化簇，是目前早期发现、诊断乳腺癌最有效和可靠的方式。由于年轻女性的乳腺组织较密，对钼靶检查不太敏感，而且射线可能对身体有害，所以不主张40岁以下的女性接受钼靶检查。当然，有乳腺癌家族病史的另当别论。

41.不要企图通过按摩来丰胸

所谓的"按摩丰胸"，据说作用主要有两个，一是按摩能促进乳房腺体的发育，二是按摩可以将其他位置的脂肪转移到乳房。

一般来说，腺体的发育要经历两个高峰，一

是青春期，二是哺乳期。胸部按摩并不能促进腺体的发育。

另外，转移脂肪之说更是无稽之谈。人体不是橡皮泥，搓一搓、揉一揉就能变形。想转移脂肪，只能通过手术进行，也就是我们常说的脂肪填充。因此，按摩胸部可以丰胸并没有任何科学依据。

42.经常把大豆请上你的餐桌

大豆含有一种被称为异黄酮的物质，可以减少强有力的雌激素的活动空间，因此那些总是担心自己会患乳腺癌的女性，不妨经常食用一些大豆类食品。相关研究表明，大豆类食品食用量高的女性乳腺癌发生率是大豆类食品食用量低的女性乳腺癌发生率的一半。

43.不同年龄段要做不一样的检查

一般20～40岁的女性应每2～3年做1次乳房B超。如有必要，还需要缩短检查间隔。这一年龄段的女性应少用或不用钼靶X光检查。

一般40～50岁的女性每隔1年至1年半应到专业的医疗机构做1次规范的查体和B超检查。做钼靶检查的频率要听从专业医生的建议。

50岁以上的女性应每年分别做1次乳腺B超和钼靶检查。通过超声检查和钼靶检查，基本上可以发现早期的乳腺癌。

在西方，医生通常都会建议女性做钼靶检查。可是，中国医生更倾向建议年轻女性做乳房超声检查，为什么呢？钼靶检查敏感性较高，毋庸置疑，是最佳筛查手段。然而，中国女性的乳腺相较欧美女性是致密性腺体，所包含的脂肪成分相对少一些，因此有可能影响钼靶筛查的准确性，而B超对致密性腺体的分辨率更好。特别是一些液性的囊肿，有时候通过X光不一定能看清楚，但是通过超声可以。

44.将腰围尺寸控制在身高尺寸的一半以内

经常测测自己的腰围，最好将腰围尺寸控制

在身高尺寸的一半以内。运动有助于我们拥有良好的身体，不要说这是老生常谈。"饭后五百步，活到九十九"。据研究，积极锻炼的女性较不运动者，患癌症的可能性减少50%。中年女性每星期锻炼2～3次，每次30～45分钟，是防范癌症的有效方法之一。多运动，少约饭，迈开腿，管住嘴，永远是颠扑不破的健康真理!

45.关注家族病史，重视早期筛查

早期乳腺癌5年生存率可达90%以上，一定要关注家庭病史，重视早期筛查。通常不建议40岁以下的女性接受钼靶检查，但如果有乳腺癌家族史，就另当别论。有乳腺癌家族史（直系亲属如姐妹或母亲曾患有乳腺癌）的女性可以相较其亲属确诊年龄早10年开始进行乳房钼靶X线摄片筛查。

46.不要过度防晒

相关研究表明，生活在阳光充足地区的女性

得乳腺癌的概率远小于那些生活在阳光稀少地区的女性。

晒太阳有助于人体内维生素D的合成，从而可有效防止乳腺癌。而在中医看来，整天闭门不出，不晒太阳，会使体内阳气不足，导致血脉瘀滞，瘀滞到哪儿哪儿就发病。

47.乳房最需要性高潮

忙碌时，你最常忽视的是性？你的乳房可不会答应！众所周知，乳房是女人的第二大性器官。性生活会让乳房经历充血、肿胀、消退的周期性变化，而这种变化有利于乳房血液循环，从而有利于乳腺健康。

48.不要乱吃保健品、乱用化妆品

富含雌激素的保健品和品质不过关的丰乳霜、化妆品等，因为含有大量雌激素可能增加乳腺发生病变的危险性。

49.尽量吃有机食品

乳腺癌的高发，可能与环境雌激素及雌激素类药物滥用有一定关系。一些果农、菜农、养殖户可能会利用激素催熟水果、蔬菜和禽类。长时间食用这些食物，外源性激素就会通过微循环造成体内雌激素、孕激素代谢紊乱，诱发乳腺疾病。

50.关爱乳房从规范使用避孕套开始

有的女性以为偶尔有一次不安全性行为应该没关系，有时就没有采取避孕措施。殊不知，正是这种自以为是的做法，会为自己带来"意外"。

记住！多次人工流产可能增加乳腺癌的发病风险。所以，关爱女性的乳房健康要从规范使用避孕套开始！

避孕药虽具有很好的避孕效果，但外来雌激素的增加可能诱发乳房疾病。所以，不要擅作主张服用避孕药，请严格按医嘱服用。